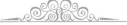

伤寒舌鉴注释
（第二版）

马一森◎编著

骆　伟　马　可◎整理

U0307738

全国百佳图书出版单位
中国中医药出版社
·北　京·

图书在版编目（CIP）数据

伤寒舌鉴注释/马一森编著.—2版.—北京：
中国中医药出版社，2022.10
ISBN 978-7-5132-7741-9

Ⅰ.①伤… Ⅱ.①马… Ⅲ.①伤寒（中医）—舌诊
Ⅳ.① R254.1

中国版本图书馆 CIP 数据核字（2022）第 152847 号

中国中医药出版社出版

北京经济技术开发区科创十三街 31 号院二区 8 号楼
邮政编码　100176
传真　010-64405721
三河市同力彩印有限公司印刷
各地新华书店经销

开本 880×1230　1/32　印张 5.5　彩插 0.5　字数 127 千字
2022 年 10 月第 2 版　2022 年 10 月第 1 次印刷
书号　ISBN 978 – 7 – 5132 – 7741 – 9

定价　49.00 元
网址　www.cptcm.com

服 务 热 线　010-64405510
购 书 热 线　010-89535836
维 权 打 假　010-64405753

微信服务号　**zgzyycbs**
微商城网址　**https://kdt.im/LIdUGr**
官方微博　**http://e.weibo.com/cptcm**
天猫旗舰店网址　**https://zgzyycbs.tmall.com**

如有印装质量问题请与本社出版部联系（010-64405510）

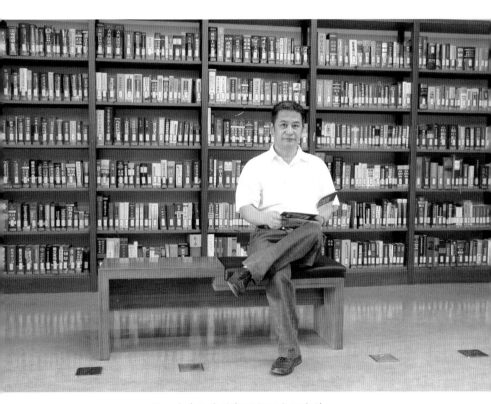

马一森在北京首都图书馆查阅资料

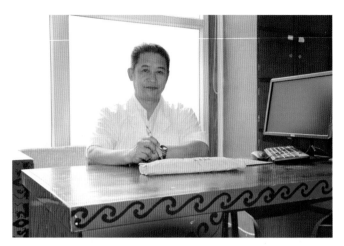

马一森在北京博爱堂中医院出诊

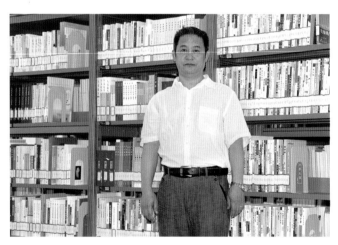

马一森在北京国家图书馆查阅资料

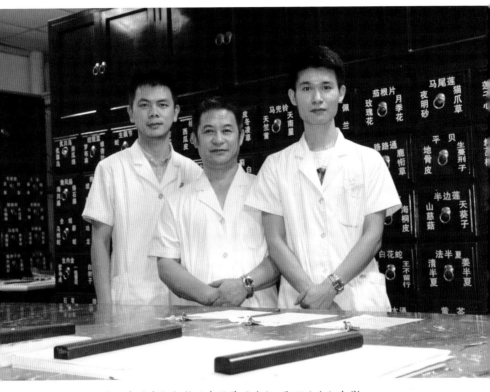

马一森（中）与整理者骆伟（左）、马可（右）合影

傷寒舌鑒注釋

罗玉元题

罗玉元题词

伤寒为澄治奠基

天瘟乃中医之魂

士贺《伤寒吞鉴注释》出版

二〇一〇年九月十日王辉武书于重庆

王辉武题词

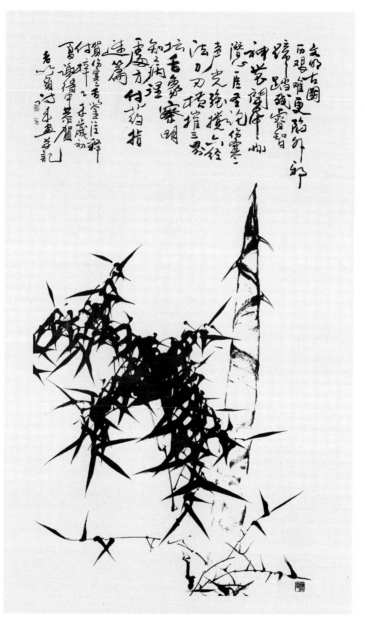

文明古国
而鸡难更陷外邻
瑞士曾残害智
神营阅年
懵懵居圣论修寨
声震撼六经
法刀刃楷摧三器
坛香象睿明
知之病理
灵方付药指
连篇
贺得寨之香堂注释
付梓之未岁初
夏谢得中為眉
老山顽汉未画茅記

谢得中为作者作画

附载彩色舌图 13 图

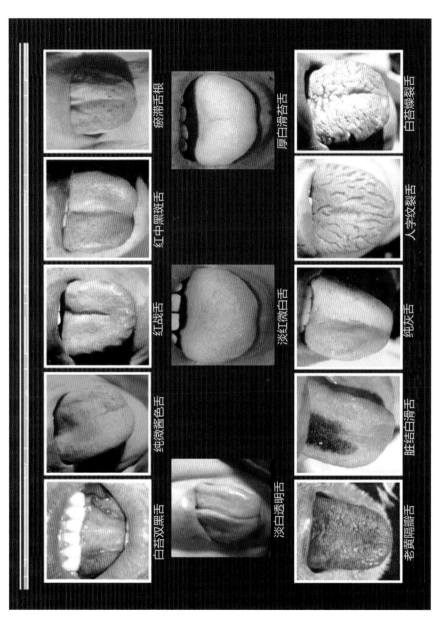

瘀滞舌根　红中黑斑舌　红战舌　纯微酱色舌　白苔双黑舌

厚白滑苔舌　　　　红战舌　　淡红微白舌　　　　淡白透明舌

白苔燥裂舌　人字纹裂舌　纯灰舌　脏结滑舌　老黄隔瓣舌

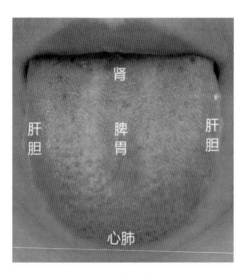

舌体脏腑分布图

再版前言

　　欣闻中国中医药出版社欲再版《伤寒舌鉴注释》一书，心呈感谢！中医舌诊专著历来很多，最早的中医舌诊专著有《敖氏伤寒金镜录》《伤寒舌鉴》等。此二者都是专为论伤寒病舌象而设，为后人在临床中应用舌诊这一传统的简便有效的诊断方法提供了丰富的、可信的、有价值的参考资料。但当时前辈们在著伤寒舌象专著时着重记载了伤寒在各经病理中的舌象变化，对于脉象、病证和方药的组成以及方解却很少记载，并且大多一苔仅有一证的变化。我通过自己在四十多年的临床实践中不断地对照和总结后注释了《伤寒舌鉴》这本书。本书不但有原书的舌象，更记载了各种舌象在伤寒各经病理变化中所反映在临床上演变出来不同的脉象、病证和相应的方药、方解。让现代学中医药学的同志们能更加全面、详细、准确地了解疾病在伤寒各经病理变化中的全部过程，为临床舌诊学增加一本具有实用价值的参考书籍。该书的不足之处，是保持了原书舌象的黑白图画，不是现代彩色图画，所以敬望各读者在阅读时一定要把书中舌图上的字义和图象一起比对参悟，才能更好地了解疾病真正反映在舌象图上的含义。本次出版修改了第一版中的一些文字错误，并订正了舌图。

马一森

2022 年 7 月 9 日于北京福家居舍

前　言

　　中医药学是中华民族的瑰宝，它博大精深，浩瀚无穷，门类众多，派系林立，各有千秋，各具精华，并且留下了很多珍贵的资料，至今仍有极高的临床参考价值。历朝历代都有很多人不断地诠释各类中医药学古典医籍并著书传世，为中医药学的传承和发扬做出了杰出的贡献。但以舌象辨证为主的古典医著太少，现存世者更屈指可数。为了更好地保护和挖掘古典医著中的舌诊资料，使当今习医者在临床辨证中多一些参考书籍，故编此书。

　　吾少年学医时，父亲叮嘱我一定要认真阅读古典医籍，老人家在弥留之际，特给我一本古医书，名为《伤寒舌鉴》。该书是一部舌诊专著，专为论伤寒病舌象而设，按临床所见分八种舌象分论之，为后人在临床中应用舌诊这一传统的简便有效的诊断方法提供了丰富的、可信的、有价值的参考资料。

《伤寒舌鉴》以仲景伤寒六经辨证为主，演绎出一百二十种舌象图。其中白苔舌二十九图，黄苔舌十七图，黑苔舌十四图，灰色舌十一图，红色舌二十六图，紫色舌十二图，霉酱色苔舌三图，蓝色苔舌二图，妊娠伤寒舌六图。由浅入深，从表到里，详细介绍了伤寒在太阳经、阳明经、少阳经、太阴经、少阴经、厥阴经传变时所反映的真实舌象，有助于医生在临床中正确地辨证论治。

　　在临床辨证中，盖邪气入里，其虚实寒热之机必显于舌，非如脉法之隐而不显也。况阴盛格阳与邪热郁伏，多有假证假脉。唯验舌上苔色之滑、燥、厚、薄，昭如冰鉴，无所遁形。所以，舌象在临床辨证中十分重要。

　　原书着重记载了伤寒在六经病理中的舌象，而对脉象、症状和方药的组成很少记载，且一苔只有一证。

　　为了使读者全面、准确地了解疾病在六经传变中的病理过程，指导临床辨证施治，我在多年的临床教学实践中总结经验，并广泛收集古今资料，整理查阅了伤寒六经病理变化反映在临床上的不同脉象、症状和适用的方药，反复查对，并在临床上亲自验证，以清康熙七年刻本《伤寒舌鉴》为底本，写成了这本

《伤寒舌鉴注释》。

在本书编写过程中：一，尽量保留原书全貌，对书中的繁体字、同音字、别字径改，一般以今字／正字律齐，原则上不改动底本；二，注释原文并联系临床实际，运用中医理论综合分析，补充了与舌象图相应的症状、脉象、方药及药物剂量；三，方中药物剂量大部分参照全国高等中医药院校规划教材《方剂学》常用剂量，但因人、因地、因时而异，药物剂量在临证中以疾病证候变化为准，随症酌情加减。全书载方63首，方解50个（选择代表方进行解释），病案26个，举例说明，图文并茂，使该书更加全面完整。期望后学者在临证中开阔视野，多一些辨证之助。

限于技术水平，原书中黑白舌象图无法全部用现代彩色图表现出来，故附载了13幅临床常见的彩色舌图，敬望读者在阅读时一定要把书中舌图上的字义和图色比对参悟，才能更好地理解疾病真正反映在舌象图上的含义。

因读者督促，仓促付印，且著者水平有限，缺点和错误在所难免，敬请批评指正，以便再版时修订完善。

本书在整理过程中得益于曹东义教授、刘世峰教授阅稿赐教，友人晋会龙、薛珂、吴世忠、陈锦标等人大力支持，以及名人名医王辉武、谢得中、罗玉元题词作画称颂，谨此一并致谢。

马一森

2016 年 5 月 21 日

原 序

　　尝读仲景书，止言舌白、苔滑，并无黄、黑、刺、裂。至《金镜录》始集三十六图。逮后观舌心法，广至一百三十有七。何后世证变之多若此。宁知伤寒自表传里，舌苔必由白滑而变他色，不似伏邪瘟疫等热毒，自内达外之一病便见黄黑诸苔也。观仲景论中，一见舌白、苔滑，即言难治，安有失治而致变者乎？所以仲景止言白苔，已见一斑，不烦琐屑。后人无先圣治未病之能，势不得不反复辨论以启蒙昧。盖邪气入里，其虚实寒热之机，必现于舌，非若脉法之隐而不显也。况阴盛格阳，与邪热郁伏，多有假证假脉。惟验舌上苔色之滑、燥、厚、薄，昭若冰鉴，无所遁形。由是取观舌心法，正其错误，削其繁芜，汰其无预于伤寒者，而参入家大人治案所纪，及己所亲历，共得一百二十图，命曰《伤寒舌鉴》，授之剞劂，以公同志临证之一助云。

　　　　　　　　康熙戊申年秋月诞先张登书于隽永堂

目录

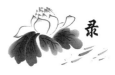

白苔舌总论 ·········· 1

微白滑苔舌 ·········· 3

薄白滑苔舌 ·········· 5

厚白滑苔舌 ·········· 7

干厚白苔舌 ·········· 8

白苔黄心舌 ·········· 9

白苔黄边舌 ·········· 10

干白苔黑心舌 ·········· 12

白滑苔尖灰刺舌 ·········· 13

白苔满黑刺干舌 ·········· 14

白滑苔黑心舌 ·········· 16

半边白滑舌 ·········· 17

脏结白滑舌 ·········· 19

白苔黑斑舌 ·········· 21

白苔燥裂舌 ·········· 22

白苔黑根舌 ·········· 23

白尖黄根舌 ·········· 25

白苔双黄舌 ·········· 26

白苔双黑舌 ·········· 27

白苔双灰色舌 ·········· 28

白尖中红黑根舌 ·········· 29

白苔尖红舌 ·········· 30

白苔中红舌 ·········· 31

白苔变黄舌 ·········· 32

白尖红根舌 ·········· 33

白苔尖灰根黄舌 ·········· 35

白苔尖根俱黑舌 ·········· 36

熟白舌 ·········· 37

淡白透明舌 ·········· 38

白苔如积粉舌 ·········· 39

黄苔舌总论 ·········· 41

纯黄微干舌 ·········· 43

微黄苔舌 ·········· 44

黄干舌 ·········· 45

黄苔黑滑舌 ·········· 46

黄苔黑斑舌 ·········· 47

黄苔中黑通尖舌 ·········· 48

老黄隔瓣舌 ················ 49

黄尖舌 ················ 50

黄苔灰根舌 ················ 51

黄尖红根舌 ················ 53

黄尖黑根舌 ················ 54

黄苔黑刺舌 ················ 55

黄大胀满舌 ················ 56

黄尖白根舌 ················ 58

黄根白尖舌 ················ 59

黄根灰尖舌 ················ 60

黄根白尖短缩舌 ················ 62

黑苔舌总论 ················ 63

纯黑舌 ················ 65

黑苔瓣底红舌 ················ 67

黑苔瓣底黑舌 ················ 68

满黑刺底红舌 ················ 69

刺底黑舌 ················ 71

黑烂自啮舌 ················ 72

中黑边白滑苔舌 ················ 73

红边中黑滑舌 ················ 75

通尖黑干边白舌 ················ 77

黑边晕内微红舌 ················ 78

中黑厚心舌 ················ 79

中黑无苔干燥舌 ················ 80

黑中无苔枯瘦舌 ················ 81

黑干短舌 ················ 82

灰色舌总论 ················ 83

纯灰舌 ················ 85

灰中舌 ················ 86

灰黑苔干纹裂舌 ················ 87

灰根黄尖中赤舌 ················ 89

灰色重晕舌 ················ 90

灰黑干刺舌 ················ 91

灰黑尖舌 ················ 92

灰黑尖干刺舌 ················ 94

灰中墨滑舌 ················ 95

灰黑多黄根少舌 ················ 96

边灰中紫舌 ················ 97

红色舌总论 ················ 99

纯红舌 ················ 101

红中淡黑舌 ················ 102

红中焦黑舌 ················ 103

红中黑斑舌 ················ 104

红内黑尖舌 ················ 105

红色人字纹裂舌 ················ 107

红断纹裂舌 ················ 108

红内红星舌 ················ 109

深红虫碎舌 ·············· 110

红色紫疮舌 ·············· 111

红中微黄根舌 ·········· 112

红中微黄滑舌 ·········· 114

红长胀出口外舌 ······ 115

红舔舌 ····················· 117

红痿舌 ····················· 118

红硬舌 ····················· 119

红尖出血舌 ·············· 120

红中双灰干舌 ·········· 121

红尖白根舌 ·············· 122

红战舌 ····················· 123

红细枯长舌 ·············· 125

红短白泡舌 ·············· 126

边红通尖黑干舌 ······ 127

红尖紫刺舌 ·············· 128

红尖黑根舌 ·············· 129

红嫩无津舌 ·············· 130

紫色舌总论 ·············· 131

纯紫舌 ····················· 133

紫中红斑舌 ·············· 134

紫上白滑舌 ·············· 136

淡紫青筋舌 ·············· 137

紫上赤肿干焦舌 ······ 138

紫上黄苔干燥舌 ······ 140

紫短舌 ····················· 141

紫上黄苔湿润舌 ······ 142

紫尖蓓蕾舌 ·············· 143

熟紫老干舌 ·············· 145

淡紫带青舌 ·············· 146

淡紫灰心舌 ·············· 148

霉酱色苔舌总论 ······ 149

纯霉酱色舌 ·············· 151

中霉浮厚舌 ·············· 152

霉色中黄苔舌 ·········· 153

蓝色苔舌总论 ·········· 155

微蓝舌 ····················· 157

蓝纹舌 ····················· 158

妊娠伤寒舌总论 ······· 161

孕妇伤寒白苔舌 ······· 163

孕妇伤寒黄苔舌 ······· 164

孕妇伤寒灰黑舌 ······· 166

孕妇伤寒纯赤舌 ······· 167

孕妇伤寒紫青舌 ······· 168

孕妇伤寒卷短舌 ······· 169

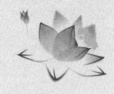

白苔舌总论

伤寒邪在皮毛，初则舌有白沫，次则白涎白滑，再次白屑白疱，有舌中、舌尖、舌根之不同，是寒邪入经之微甚也。舌乃心之苗，心属南方火，当赤色。今反见白色者，是火不能制金也。初则寒郁皮肤，毛窍不得疏通，热气不得外泄，故恶寒发热。在太阳经，则头痛、身热、项背强、腰脊痛等证。传至阳明经，则有白屑满舌，邑症有烦躁，如脉浮紧者，犹当汗之。在少阳经者，则白苔白滑，用小柴胡汤和之；胃虚者，理中汤温之。如白色少变黄者，大柴胡、大小承气分轻重下之。白苔亦有死证，不可忽视也。

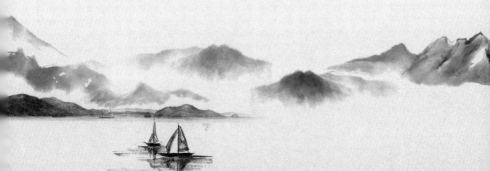

微白滑苔舌

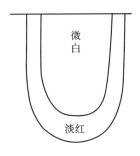

微
白

淡红

图 1　微白滑苔舌

原文：寒邪初入太阳，头疼、身热、恶寒、舌色微白有津。香苏散、羌活汤之类发散之。

注释：此舌淡红、苔微白有津，是太阳经表寒证，寒邪初入人体皮肤肌表，还未入里之候。内有气滞或里热，故显此舌象。症见头痛无汗，身热恶寒，胸脘痞闷，不思饮食，项强，肢体酸楚疼痛，脉浮。治宜发汗解表，理气祛湿，兼清里热。选用香苏散（香附 12g，紫苏叶 12g，陈皮 15g，炙甘草 10g）或羌活汤（羌活 9g，防风 9g，苍术 9g，细辛 3g，川芎 6g，白芷 6g，生地 10g，黄芩 6g，炙甘草 6g）之类方药发散之。

方解：香苏散方中紫苏叶辛温芳香，疏散风寒，兼以理气和中为主药；香附疏解肝胃之气滞，为辅药；陈皮协助主、辅药以理气化滞，为佐药；炙甘草调和诸药而为使。各药合用，共奏疏散风寒、理气和中之功。羌活汤方中，羌活辛、苦，性温，入太阳经，散表寒、祛风湿、利关节、止痹痛，为治风寒湿邪在表之要药，为君药。防风辛、甘，性温，为风药中之润剂，祛风燥湿；苍术辛、苦，温，味辛主散，性温而燥，燥可祛湿，专入脾胃。两药相合，协助羌活祛风散寒、除湿止痛，为臣药。细辛"风药也，风能除湿，温能散寒"；白芷"辛温香燥，行经发表，散风泄湿"；川芎辛、温，为"血中气药也"，既可活血又能行气；生地、黄芩清泄里热，并防诸辛温燥热之品伤津。以上共为佐药。甘草调和诸药，为使药。九味药配伍，既能统治风寒湿邪，又能兼顾协调表里，共成发汗除湿、兼清里热之剂。

薄白滑苔舌

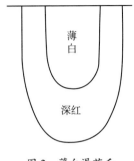

图 2　薄白滑苔舌

原文：此太阳里证舌也。二三日未曾汗，故邪入丹田渐深，急宜汗之。或太阳与少阳合病，有此舌者，柴胡桂枝汤主之。

注释：此舌深红、苔薄白，是太阳表证二三日未曾解表发汗，故邪入丹田转成太阳里证舌也。此时急宜发汗解之。如迟者，邪入少阳经，会出现太阳经与少阳经合病，亦会出现此舌象。症见发热微恶寒，肢节烦痛，胸胁满微呕，往来寒热，心下支结，腹中急痛，脉浮或弦。治宜解肌发表，兼和解少阳。柴胡桂枝汤（柴胡 15g，桂枝 9g，黄芩 10g，人参 10g，甘草 6g，半夏 10g，芍药 10g，大枣 10 枚，生姜 3 片）主之。

方解：柴胡桂枝汤本是治疗太阳、少阳合病之方。方中柴胡清解少阳之邪，并舒畅气机之郁滞；黄芩助柴胡以清少阳之邪热，使其达到和解清热的目的；配人参、半夏、生姜、大枣，意在补中扶正、和胃降逆，杜绝邪气全入太阴而成虚寒；

桂枝散风寒以解肌表；白芍敛阴和营，使桂枝辛散不致伤阴；炙甘草既能调和诸药，又可相助扶正。诸药合用，共成解肌发表、调和营卫、和解少阳、补中扶正、和胃降逆之功。

厚白滑苔舌

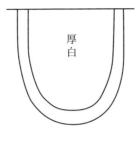

图 3　厚白滑苔舌

原文：病三四日，其邪只在太阳，故苔纯白而厚，却不干燥。其证头疼发热，脉浮而紧。解表自愈。

注释：此舌苔厚白而不干燥，虽病三四日仍属太阳经表证，还未传入里也，所以苔厚白而不干燥，是太阳经表实证舌象。症见头痛发热，恶寒，无汗，身疼或喘，脉浮紧。治宜发汗解表，宣肺平喘。麻黄汤（麻黄 9g，桂枝 6g，杏仁 9g，甘草 3g）主之。

病案 1：胡某，男，26 岁。患者口述昨日打篮球后用凉水洗澡，今早起来感恶寒、身热无汗、微喘、头痛、身酸痛，口不渴，舌苔厚白滑，脉浮紧。辨证属太阳表实证。治以发汗解表，宣肺平喘。予麻黄汤（麻黄 9g，桂枝 6g，杏仁 6g，甘草 3g）3 剂，水煎即服，并加盖棉被得微汗出。服药后热渐退，头身痛减轻，喘息症状缓解，因年轻体盛，未再服药，稀粥调养两日自愈。

干厚白苔舌

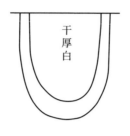

图 4 干厚白苔舌

原文： 病四五日，未经发汗，邪热渐深，少有微渴；过饮生冷，停积胸中，营热胃冷，故令发热烦躁，四肢逆冷，而苔白干厚，满口白屑。宜四逆散加干姜。

注释： 此舌苔干厚白，是太阳经病四五日未经发汗，现邪热渐渐深入，所以患者口稍有微渴；或过食生冷食物，停积于胸中，故显营热胃冷，所以苔白干厚，满口白屑。症见发热烦躁，四肢逆冷，或咳或悸，或小便不利，或腹中痛，或泄利下重，脉弦。治宜透邪解郁，疏肝理脾。四逆散（柴胡 6g，芍药 6g，枳实 6g，炙甘草 6g）加干姜 6g 散寒主之。

方解： 四逆散加干姜方中，柴胡透邪升阳以疏郁，枳实下气破结，与柴胡合而升降调气，一升一降，以加强疏肝理气之功，达阳邪，散郁热。芍药益阴养血，与柴胡合而疏肝理脾；炙甘草甘温益气健脾；再加干姜辛热入脾胃，能温中祛寒，以恢复脾胃阳气。诸药互配，使邪去郁解，气血调畅，清阳得升，诸症愈。

白苔黄心舌

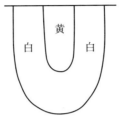

图5　白苔黄心舌

原文： 此太阳经初传阳明腑病舌也。若微黄而润，宜再汗；待苔燥里证具，则下之。若烦躁呕吐，大柴胡汤加减；亦有下淡黄水沫，无稀粪者，大承气汤下之。

注释： 此舌白苔中心微黄而润有津，是太阳经病初传入阳明腑病。此时如太阳表证未尽，还宜发汗解表；如苔显燥而里证具，不可再解表发汗，因邪已不在太阳经而传入少阳合阳明腑也。症必见烦躁呕吐，胸胁苦满，往来寒热，心下痞硬，大便不解或邪热下利，脉弦有力。治宜和解少阳，内泄结热。大柴胡汤加减（柴胡12g，白芍9g，黄芩9g，枳实9g，大黄6g，生姜15g，大枣4枚，半夏9g）主之。如无少阳证候，只有阳明腑实证，症见燥热谵语，频转矢气，下淡黄水沫，无稀粪，脐腹疼痛，按之坚硬有块，口苦干燥，脉数而滑或滑实有力，治宜峻下热结。大承气汤（大黄12g，芒硝6g，厚朴24g，枳实12g）主之。

白苔黄边舌

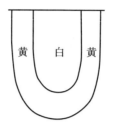

图6　白苔黄边舌

原文：舌中见白苔，外有微黄者，必作泄，宜用解毒汤；恶寒者，五苓散。

注释：邪热入里，三焦热盛，见舌中白苔、外有微黄。症必见烦热下痢，口燥咽干，小便黄赤，脉数有力。治宜泻火解毒。黄连解毒汤（黄连9g，黄芩6g，黄柏6g，栀子9g）主之。外有表证，内停水湿，也见舌中白苔、外微黄。症见恶寒，头痛发热，烦渴欲饮，小便不利，水入即吐，水肿，霍乱吐泻，短气而咳，脉浮。治宜利水渗湿，温阳化气。五苓散（猪苓9g，茯苓9g，白术9g，泽泻15g，桂枝6g）主之。

病案2：刘某，男，32岁。平日喜爱辛辣食物，喝酒吃肉。昨日背发一疔疮，红肿疼痛难忍，来我所就诊。患者体丰，自述平时身常长疮，牙龈出血，现大热烦扰，口燥咽干，背疮红硬热痛，大便干秘，舌边黄中白，脉数有力。辨证属热毒内盛，气血瘀滞。《素问·至真要大论》有"诸痛痒疮，皆属于心"之说。予黄连解毒汤加味（黄连9g，黄芩6g，黄柏6g，栀子9g，紫花地丁15g，金银花30g，野菊花15g，蒲公英 30g，赤芍 12g，连翘 15g，浙贝 15g，大黄 9g），泻心火而解热毒。3 剂，疗疮不红肿，热痛减轻，大便也不干燥。原方去大黄，减金银花 15g，蒲公英 15g，加玄参 15g，7 剂，诸症痊愈。嘱其少食辛辣食物、少饮酒，多以清淡素食调养。

干白苔黑心舌

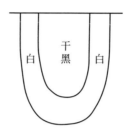

图7 干白苔黑心舌

原文： 此阳明腑兼太阳舌，其苔边白、中心干黑者，因汗不彻，传至阳明所致。必微汗出、不恶寒、脉沉者，可下之。如二三日未曾汗，有此舌必死。

注释： 此舌是太阳经表证，因发汗不彻底，邪未解而入阳明经所致。故苔边白、中心干黑。症见微汗出，不恶寒，潮热谵语，频转矢气，大便不通，腹满、按之硬，脉沉迟有力或迟而滑。治宜峻下热结。大承气汤（大黄12g，厚朴24g，枳实12g，芒硝6g）下之。如二三日没有解邪发汗，见此舌，知邪毒已更深入脏气，恐变恶证、坏证、多凶。临证时，结合苔、脉、症，详细诊断，酌情处理。不可不慎之。

白滑苔尖灰刺舌

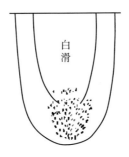

白
滑

图8 白滑苔尖灰刺舌

原文：此阳明腑兼少阳舌也。三四日自利脉长者生，弦数者死。如有宿食，用大承气下之，十可全五。

注释：此舌是邪热深入阳明腑兼少阳经病所致。如三四日自利，脉长者生，弦数者死。如症见有宿食，腹满、按之硬，燥热谵语，大便不通，脉沉迟有力，方用大承气汤（大黄12g，芒硝6g，厚朴24g，枳实12g）峻下热结。如下后，脉不长反弦数者，证不减，难治。

方解：大承气汤方中，大黄苦寒，泄热通便，荡涤肠胃，为主药；辅以芒硝咸寒，泄热，软坚润燥；积滞内阻，每致气滞不行，故以厚朴、枳实行气散结，消痞除满，并助硝、黄加速积滞排泄。本方主证，前人归纳为"痞""满""燥""实"四字。"痞"是指自觉胸脘有闭塞压重感；"满"是指脘腹胀满，按之有抵抗感；"燥"是指肠中粪便，既燥且坚，按之坚硬；"实"是指肠胃有燥粪与热邪互结，而见便秘、腹痛拒按，或下利清水、臭秽而腹痛拒按。由于本方能峻下热结，承顺胃气下行，使塞者通、闭者畅，故名"承气"。

白苔满黑刺干舌

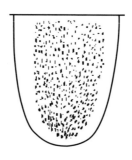

图9 白苔满黑刺干舌

原文：白苔中生满干黑芒刺，乃少阳之里证也。其证不恶寒反恶热者，大柴胡加芒硝急下之。然亦危证也。

注释：此舌是邪已深入少阳里证的表现。其证不恶寒而反恶热者，又是阳明经病外证热盛之状。邪热亢盛，故白苔中生满干黑芒刺。症见不恶寒而反恶热，烦躁口渴，壮热汗出，胸胁苦满，呕不止，心下满痛，大便不通，脉弦有力或洪滑数。治宜和解少阳，内泄热结。大柴胡汤（柴胡12g，白芍9g，黄芩6g，枳实9g，大黄6g，生姜15g，大枣4枚，半夏9g）加芒硝6g主之。有此苔者亦属危证，临床慎之。

病案3：洪某，男，68岁。素体虚弱，5日前伤于风寒，发热恶寒，头痛骨楚。某医注射"安乃近"以后，汗大出而热不退，恶寒止，恶热开始，五内俱焚，大渴引饮，昼夜多壶，渴犹不解。邀吾出诊。患者卧床，面赤汗垢，手足外露。触体，胸、腹灼热，烙手异常，脐左坚硬，疼痛拒压，口苦纳呆，胁肋胀满，大便干秘，舌白苔、中生黑苔有刺，脉洪滑数，左关弦。观其舌、脉、症，分析该患者伤于风寒，因汗不得法，致邪传经入里，转少阳里证和阳明经热盛合病。因素体虚甚，大汗伤津，邪热内盛，恐热极生风，急用大剂人参白虎汤合大柴胡汤加芒硝并用，以清热生津，内泄热结。方选张锡纯《医学衷中参西录》中的通变白虎加人参汤合大柴胡汤加芒硝（生石膏 50g，生山药 30g，生地 30g，玄参 30g，白茅根 30g，生白芍 15g，柴胡 12g，黄芩 15g，大黄 10g，芒硝 10g，党参 30g，天花粉 15g，枳实 10g）主之，3 剂。药后泄泻大便甚多，发热退，口渴亦减，脐压痛消失，舌苔已无芒刺，黑苔减退。知药已对症，效不更方。原方中减大黄、芒硝二药，服 7 剂。诸症皆失，舌脉正常，身凉神爽，唯时寐差，拟归脾丸善后。并嘱饮食调理，以补虚弱之躯。

白滑苔黑心舌

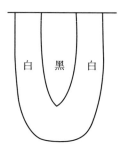

图 10 白滑苔黑心舌

原文：白苔中黑，为表邪入里之候。大热谵语，承气等下之。倘食复而发热，或利不止者，难治。

注释：此舌是太阳表证未解，邪已入里转阳明腑实证。故白苔中见黑。症见大热谵语，手足濈热汗出，腹满、按之硬，大便不通；或下利清水臭秽，口舌干燥，脉沉迟或数而滑。治宜峻下热结。大承气汤（大黄9g，芒硝6g，厚朴24g，枳实12g）主之。如下后证不减，饮食后而复发热，或下利不止者，为邪入里，恐难治。

半边白滑舌

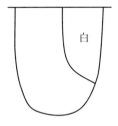

图 11　半边白滑舌

原文： 白苔见于一边，无论左右，皆属半表半里，宜小柴胡汤。左加葛根；右加茯苓。有咳嗽引胁下痛而见此舌苔者，用青龙汤。夏月多汗自利，人参白虎汤。

注释： 此舌为伤寒邪入少阳半表半里之证的表现。苔白见于一边，无论左右，皆为此证。症必见往来寒热，胸胁苦满，心烦喜呕，嘿嘿不欲饮食，口苦，咽干，目眩，脉弦。治宜解表清里，和解少阳。小柴胡汤（柴胡 24g，黄芩 9g，人参 9g，半夏 9g，大枣 4 枚，生姜 9g，甘草 9g）主之。如白苔在左边，加葛根 15g；在右边，加茯苓 10g。如表证甚，有咳嗽引胁下痛，无汗，痰多而稀，脉浮，伴见此舌苔者，是外感风寒客表，水饮内停。宜用小青龙汤（麻黄 9g，芍药 9g，细辛 6g，干姜 6g，甘草 6g，桂枝 9g，半夏 9g，五味子 6g）解表蠲饮，平喘止咳。如在夏月暑热伤津，多汗自利，背微恶寒，或饮不解渴，脉浮大而芤，表明邪已往阳明气分转变，也见此舌象。治宜清热益气生津。人参白虎汤（人参 10g，生石膏 50g，知母 18g，粳米 9g，炙甘草 6g）主之。

方解：小青龙汤治外感风寒，内停水饮。方中麻黄、桂枝发汗解表，宣肺平喘；白芍配桂枝以调和营卫；干姜、细辛内以温肺化饮，外可辛散风寒；五味子温敛肺气以止咳，并防肺气耗散；半夏燥湿化痰，蠲饮降浊；炙甘草调和诸药，配芍药酸甘化阴，缓和麻、桂辛散太过。药虽八味，配伍严谨，共成散寒解表、化饮平喘之剂。

脏结白滑舌

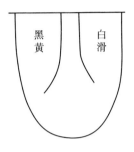

黑黄　　白滑

图 12　脏结白滑舌

原文： 或左或右，半边白苔，半边或黑或老黄者，寒邪结在脏也，黄连汤加附子；结在咽者，不能言语，宜生脉散合四逆汤，可救十中一二。

注释： 伤寒邪气入里，结在脏也，形成寒热互结证，所以出现苔半边白、半边或黑或老黄者。症见胸中有热邪上逆，胃中有寒邪内攻，腹中痛，欲呕吐，阴阳之气不和，失其升降之常。方用黄连汤（黄连 6g，干姜 9g，桂枝 6g，人参 9g，半夏 9g，大枣 4 枚，甘草 6g）加附子，寒温并用，甘苦并施。方中附子与半夏相反，采用了相反相成之法。在临证中可酌情使用。如寒邪结在咽者，不能言语，耗气伤阴，汗多倦乏，咽干口渴，干咳少痰，或四肢厥逆，恶寒倦卧，呕吐不渴，腹痛下利，神疲欲寐，脉微细或细数，急用生脉散（人参 9g，麦冬 9g，五味子 6g），益气生津、敛阴止汗，合四逆汤（附子 15g，干姜 9g，炙甘草 6g）回阳救逆。如服药后症减，舌脉转平和之象，十人中可救一二，反之难治。

方解： 黄连汤多用治上热下寒、呕吐腹痛等症，故方中用桂枝，偏于温散；半夏入胃，辛开散结，苦降止呕，以除痞满呕逆；干姜辛温祛寒，配桂枝增加温散之力；黄连苦寒泄热；人参、大枣补益中气；甘草补脾胃而调诸药。七药配伍，寒热并用，辛苦并进，补泻共施，共成补中扶正、辛温散寒、调和寒热之功。

白苔黑斑舌

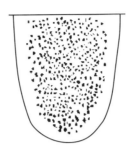

图 13　白苔黑斑舌

原文：白苔中有黑小斑点乱生者，乃水来克火。如无恶候，以凉膈散、承气汤下之，十中可救一二。

注释：心火独旺，肾水上升来克火，故白苔中有黑小斑点乱生。如无恶候、坏证、坏脉，症见烦躁口渴，面赤唇焦，口舌生疮，胸膈烦热，咽痛吐衄，便秘溲赤，腹满硬、疼痛拒按，大便不通，燥热谵语，手足汗出，脉滑数或沉迟而滑。治宜泻火通便。方用凉膈散（连翘18g，栀子5g，黄芩5g，薄荷5g，大黄9g，芒硝9g，炙甘草9g，淡竹叶3g）或大承气汤（大黄12g，芒硝6g，厚朴24g，枳实12g）峻下热结。服药后症减，苔、脉转良象，十人中可救一二；反之难治。迟则恐生变证、坏证之患。

白苔燥裂舌

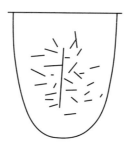

图 14　白苔燥裂舌

原文：伤寒胸中有寒，丹田有热，所以舌上白苔；因过汗伤营，舌上无津，所以燥裂；内无实热，故不黄黑。宜小柴胡加芒硝微利之。

注释：伤寒胸中有寒气，腹中丹田有热气，所以舌上见白苔；又因过于发汗伤营阴，故舌上无津液，见干燥裂纹；内无实热，故舌苔不见黄黑。症见往来寒热，胸胁苦满，嘿嘿不欲饮食，咽干目眩，心烦喜呕，口苦或便秘，脉弦。方宜小柴胡（柴胡 24g，黄芩 9g，人参 9g，半夏 9g，大枣 4 枚，生姜 9g，甘草 9g）加芒硝，解表清里，和解少阳。

如白苔有津而燥裂，内无实热，症见一身尽痛，发热，小便不利，大便反快，渴欲得饮而不能饮，口燥而烦，脉沉而细。证属湿着痹闭。方用麻黄加术汤（麻黄 9g，桂枝 6g，杏仁 9g，炙甘草 3g，白术 12g），发汗解表，散寒除湿。

白苔黑根舌

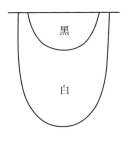

图 15　白苔黑根舌

原文：舌苔白而根黑，火被水克之象。虽下亦难见功也。

注释：此舌苔白而根黑，是诸阳之火已衰耗，被阴水上泛，形成火被水克之象。孤阴不生，孤阳不长。孤阴旺盛，诸阳火衰竭，机体的生生不息之机也就遭到了破坏，甚至"阴阳离决，精气乃绝"而死亡。见此舌象，乃虚损至此，已入膏肓，回天实难。即使用药也难见奇效，无力所能，临证慎之。

病案 4：患者王某，男，65 岁。1983 年腊月二十七下午，患者儿子来我家中，泣求我出诊救治他父亲。患者于十余年前诊断为慢性支气管炎、肺气肿、肺心病，多年来经中西医治疗，病情时好时坏。最近病重有大半年，经多方治疗无效，现已多日不进饮食，已知大限快到，故泣恳我开方延迟生命过春节，以表达儿女孝心。我与兄长前往，入室秽气袭人，患者突然对我说：是小马大夫来了，我有救吗？听其声音，这哪像久病将亡之人？我忙安慰道，有救，有救。观患者面色淡黯，病骨支立，枯瘠可畏，喘息抬肩，呼长吸短，喉中痰声辘辘，舌苔白而根黑。令其伸出舌好详查，可患者怎么也伸不出舌（舌为心之苗，此为心绝）！

我心中一惊，即诊其脉，脉律无序，形散乱在筋肉之间，脉来乍疏乍密，如解乱绳之状（此是真脏脉中的解索脉），此为脾肾阳气衰败所致。诊其趺阳、太溪两处脉皆不可得（此为胃气、肾气已绝），观其眼中瞳仁已外散（此为肾及脏气已绝）。可知其声音洪亮乃是假象。我在临床中看见很多患者临终前都有一些假象出现，如突然能进饮食，能行走，坐立，能说话，记忆力突然好转。这些都是回光返照之象，临证中不要被这些假象麻痹。观上述舌、脉、症，已知脏气衰竭，神气涣散，生命即将告终，无药可救。我与兄长心中了然，急令他儿女把其父从床上扶起坐在椅子上，准备香、纸、鞭炮，以尽最后孝道（这是当地民间风俗）。我与兄长快步离开不到十分钟，突听背后鞭炮声响，哀哭声一片。这是我从医以来遇到的第一个临终患者，他的舌、脉、症为我后来的临床工作提供了很大的帮助，所以现在还记忆犹新。

白尖黄根舌

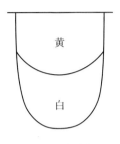

图 16　白尖黄根舌

原文：邪虽入里，而尖白未黄，不可用承气，宜大柴胡汤加减。下后无他证，安卧神清，可生；倘再有变证，多凶。

注释：少阳邪气刚入阳明，而少阳邪气还未尽，所以舌尖白未变黄色。此为少阳、阳明合病，治从少阳着手，故不能用承气汤类下之。症见胸胁苦满，呕不止，心下满痛，大便不通，脉弦有力。治宜和解少阳，内泄热结。大柴胡汤（柴胡12g，白芍9g，黄芩9g，枳实9g，大黄6g，生姜15g，大枣4枚，半夏9g）加减主之。

服药后症减，舌脉转良，神清安卧，可愈；否则，病入里，恐防有变证、坏证之患。

白苔双黄舌

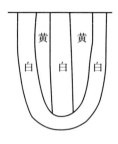

图 17　白苔双黄舌

　　原文：此阳明里证舌也。黄乃土之色，因邪热上攻，致令舌有双黄。如脉长恶热，转矢气烦躁者，大柴胡、调胃承气下之。

　　注释：此舌是邪热已入阳明里证之象。胃居中央，属土，故色黄，邪热上攻，致舌有双黄，是偏于阳明里证。症见脉长恶热，转矢气烦躁，便秘，腹不满拒按，口渴，方用大柴胡汤（柴胡 12g，白芍 9g，黄芩 9g，枳实 9g，大黄 6g，生姜 15g，大枣 4 枚，半夏 9g）或调胃承气汤（大黄 12g，芒硝 10g，甘草 6g），缓泄热结。

白苔双黑舌

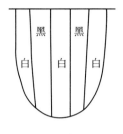

图 18　白苔双黑舌

原文： 白苔中见黑色两条，乃太阳、少阳之邪入于胃。因土气衰绝，故手足厥冷，胸中结痛也。理中汤、泻心汤选用。如邪结在舌根，咽嗌而不能言者，死证也。

注释： 太阳与少阳两经邪已入胃，导致胃土衰竭（胃居中央属土），所以白苔中见黑苔两条。症见手足厥冷，胸中结痛，自利不渴，呕吐，腹满不食，脉沉迟或沉细。方用理中汤（人参9g，干姜9g，甘草9g，白术9g），温中祛寒，补气健脾。或症见吐血，衄血，便秘溲赤，三焦积热，眼目赤肿，口舌生疮，外证疮疡，湿热黄疸，胸中烦热痞满，舌苔黄腻、脉数实。用泻心汤（大黄6g，黄连3g，黄芩3g），泻火解毒，燥湿泄痞。如邪毒结在舌根，不能吞咽、进食、言语者，为凶证，恐难治也。

方解： 泻心汤为泻火解毒之方，用治三焦热盛之证。方中大黄清热泻火，配用黄连、黄芩以助大黄，意在增强苦寒泻火之力，化湿泄热，以泻代清，偏治心胃火炽之证。

白苔双灰色舌

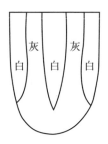

图 19　白苔双灰色舌

原文：此夹冷食舌也。七八日后，见此舌而有津者，可治，理中、四逆选用；无津者，不治。如干厚见里证，则下之。得汤后灰色去者安。

注释：此舌是暴饮冷食停滞于腑所致。七八日后，见此舌苔上有津液，证明寒邪不甚，未伤津液，可治。如症见自利不渴，呕吐，腹痛不食，四肢厥逆，脉微细或沉细，急用理中汤（人参 9g，干姜 9g，甘草 9g，白术 9g）或四逆汤（附子 12g，干姜 9g，甘草 6g），温中祛寒，补气健脾，回阳救逆。如舌上无津，是邪深入，津液亏虚，脏气衰败，不可救治。如舌苔干厚，见里证，腹满硬、疼痛拒按，大便不通，脉沉迟而滑，急用承气汤类下之。下后舌苔灰色去，症转安，可救；否则难治。

白尖中红黑根舌

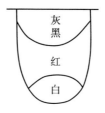

图 20 白尖中红黑根舌

原文： 舌尖白而根灰黑，少阳邪热传腑，热极而伤冷饮也。如水停，津液固结而渴者，五苓散；自汗而渴者，白虎汤；下利而渴者，解毒汤。如黑根多、白尖少、中不甚红者，难治。

注释： 少阳邪热传腑，热极而伤冷饮，故舌苔尖白而根灰黑。如水停，津液固结而渴者，症见头痛发热，烦渴欲饮，水入即吐，小便不利，或水肿，脉浮，方用五苓散（猪苓 9g，茯苓 9g，泽泻 15g，桂枝 6g，白术 9g），利水渗湿，温阳化气；如自汗而渴，壮热面赤，烦渴引饮，脉洪大有力，方用白虎汤（生石膏 50g，知母 18g，粳米 9g，甘草 6g），清热生津；如下利而渴，口燥咽干，大热烦躁，小便黄赤，脉数有力，方用解毒汤（黄连 9g，黄芩 6g，栀子 9g，黄柏 6g），泻火解毒。如果舌根黑多、尖白少、中不甚红者，为邪毒已深入脏气，难治。

方解： 白虎汤所治乃外感寒邪、入里化热或温邪传入气分的实热证。方中生石膏辛甘大寒，清泻肺胃而除烦热，为主药；知母苦寒以清泄肺胃之热，质润以滋其燥，用为辅药；石膏配知母，清热除烦之力尤强；甘草、粳米益胃护津，使大寒之剂而无损伤脾胃之虑。诸药合用，共奏清热生津之功。

白苔尖红舌

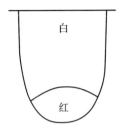

图 21　白苔尖红舌

原文：满舌白滑而尖却鲜红者，乃热邪内盛而复感客寒入少阳经也，小柴胡汤加减。

注释：此舌为邪热内盛，又复外感寒邪入少阳经所致。症见往来寒热，胸胁苦满，心烦口苦，咽干目眩，脉弦。方用小柴胡汤（柴胡 24g，黄芩 9g，人参 9g，半夏 9g，大枣 4 枚，生姜 9g，甘草 9g）加减，解表清里，和解少阳。

方解：小柴胡汤以柴胡为主，清解少阳之邪，并疏畅气机之郁滞；黄芩为辅，协助柴胡以清少阳之邪热。二药合用，以达和解清热的目的。配合人参、半夏、生姜、大枣，意在补中扶正，和胃降逆，杜绝邪气全入太阴而成虚寒；炙甘草既能调和诸药，又可相助扶正。诸药合用，共奏和解少阳、补中扶正、和胃降逆之功。

白苔中红舌

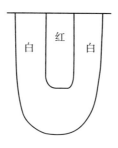

图 22　白苔中红舌

原文： 此太阳初传经之舌也。无汗者发汗，有汗者解肌。亦有少阳经者，小柴胡汤加减。

注释： 此舌为太阳经表证初传经之象。如无汗，恶寒发热，身痛，关节疼痛，或微喘，脉浮紧，用麻黄汤（麻黄 9g，桂枝 6g，杏仁 9g，甘草 3g）发汗。如有汗，恶风，发热，脉浮缓，用桂枝汤（桂枝 9g，白芍 9g，大枣 3 枚，生姜 9g，甘草 6g）解肌。如邪入少阳经，症见往来寒热，胸胁苦满，心烦口苦，咽干目眩，脉弦，用小柴胡汤（柴胡 24g，黄芩 9g，人参 9g，半夏 9g，大枣 4 枚，生姜 9g，甘草 9g）加减主之。

方解： 桂枝汤主以桂枝散风寒以解肌表；辅以白芍敛阴和营，使桂枝辛散而不致伤阴。二药合用，一散一收，调和营卫，使表邪得解，里气以和。生姜助桂枝以散表邪，大枣助白芍以和营阴；炙甘草调和诸药。诸药配伍，共奏解肌发表、调和营卫之功。服药后"啜热稀粥"，是借谷气助药力，兼益胃气，以鼓邪外解。

白苔变黄舌

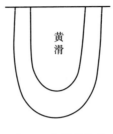

黄
滑

图 23　白苔变黄舌

原文： 少阳证罢，初见阳明里证，故苔变黄色。兼矢气者，大柴胡汤下之。

注释： 此舌为邪在少阳已去，初传入阳明经见里证之象。症见往来寒热，胸胁苦满，郁郁微烦，心下痞硬，大便不通，转矢气，胁热下利，脉弦有力。方用大柴胡汤（柴胡 12g，白芍 9g，黄芩 9g，枳实 9g，大黄 6g，生姜 15g，大枣 4 枚，半夏 9g），和解少阳，内泄结热。

白尖红根舌

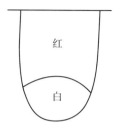

图 24　白尖红根舌

原文： 舌尖苔白，邪在半表半里也。其证寒热、耳聋、口苦、胁痛、脉弦。小柴胡汤和解之。

注释： 此舌为邪在少阳经半表半里之象。症见寒热往来，口苦耳聋，胁痛喜呕，默默不欲饮食，胸胁苦满，咽干目眩，脉弦。方宜小柴胡汤（柴胡24g，黄芩9g，人参9g，半夏9g，大枣4枚，生姜9g，甘草9g），解表清里，和解少阳。

病案5： 金某，女，28岁。患者经常咳嗽，后因节食减肥后咳嗽加重，伴发热，痰中带血，胸憋闷，消瘦，自汗。经市医院诊断为肺结核、左支气管狭窄。后经西医治疗，结核转阴，行6次支气管扩张术。现患者面黄，纳差，微咳，胸憋闷，医院建议继续做支气管扩张术。患者实在难忍手术痛苦，在其母陪同下来我所就诊。自述不思食，自汗，身寒热往来，胸胁苦满，欲恶心呕吐，口苦，咽干，头眩，口渴甚，咳嗽痰少无血，情志不舒，疲倦肢麻，唇紫暗，舌苔前白后红，脉弦细略数。观其舌、脉、症，知是少阳证，兼肺阴亏虚、肝郁血虚。予小柴胡汤加味（柴胡24g，黄芩9g，人参9g，半夏9g，大枣4枚，生姜9g，甘草9g，生石膏45g，麦冬9g，桔梗 10g，川贝 3g，沙参 20g，百合 20g，生麦芽 15g），7 剂。

二诊：诸症减轻，微有疲倦，肢麻，唇紫暗未减。继原方减生石膏 30g，加太子参 30g，当归 10g，丹参 15g，郁金 12g，鸡血藤 18g，7 剂。

三诊：疲倦，肢麻减退，唇仍紫暗，继原方去生石膏、川贝，加全瓜蒌 30g，王不留行 15g，生牡蛎 15g，红花 5g，生黄芪 30，加丹参至 30g，郁金至 15g，百合至 30g，14 剂。

四诊：诸症均减，后以小柴胡汤合沙参麦门冬汤加丹参 30g，郁金 15g，瓜蒌壳 15g，丝瓜络 12g，生牡蛎 15g，服药 1 个月后诸症均无。经复查左支气管狭窄已基本恢复。

白苔尖灰根黄舌

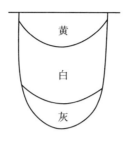

图 25 白苔尖灰根黄舌

原文：此太阳湿热并于阳明也。如根黄色润，目黄小便黄者，茵陈蒿汤加减。

注释：太阳经湿热合并于阳明经，故舌根黄、色润。症见目黄，小便黄，小便不利，腹微满，口中渴，或身、面、目俱黄，脉沉数。宜用茵陈蒿汤（茵陈 18g，大黄 6g，栀子 9g）加减，清热利湿退黄。

方解：茵陈蒿汤重用茵陈，以其最善清热利湿、退黄疸，为君药；臣以栀子通利三焦，导湿热下行由小便而出；佐以大黄泄热逐瘀，通利大便。三药相合，共奏清热利湿退黄、泄热逐瘀之功。

白苔尖根俱黑舌

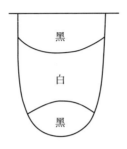

图 26　白苔尖根俱黑舌

原文：舌根尖俱黑而中白，乃金水太过，火土气绝于内。虽无凶证，亦必死也。

注释：此舌尖根俱黑而中间白，是脏气衰败而显现出的危候。金（肺）水（肾）脏气太过，火（心）土（脾）脏气已绝于内。阴阳此消彼长，阴阳中任何一方衰减，导致制约对方的力量减弱，势必引起对方增长，甚至偏亢。如果阴阳双方失去了互为存在的条件，有阳无阴谓之"孤阳"，有阴无阳谓之"孤阴"。"孤阴不生，孤阳不长"，"阴阳离决，精气乃绝"。虽无凶证、凶脉，见此舌，亦无药可救，临证时慎之。

熟白舌

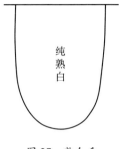

纯
熟
白

图 27　熟白舌

原文：白苔老极，如煮熟相似者，心气绝而肺色乘于土也。始因食瓜果冰水等物，阳气不得发越所致。为必死候。用枳实、理中，间有生者。

注释：此舌苔白老极，像煮熟之相，是心气绝而肺色乘于土之表现。由暴饮瓜果冷食之物，寒气聚结，阳气不能发越所致，此为危候。症如见呕吐，腹痛，自利不渴，腹满不食，脉沉迟或沉细，急用枳实理中汤（人参 9g，干姜 9g，白术 9g，甘草 9g，枳实 9g，砂仁 6g，桔梗 6g，厚朴 15g）主之，邪去症安可救。

淡白透明舌

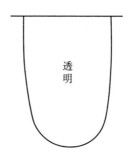

图 28　淡白透明舌

原文：年老胃弱，虽有宿寒，不能变热，或多服汤药，伤其胃气，所以淡白通明，似苔非苔也。宜补中益气加减治之。

注释：年老之人，胃气虚弱，胃中有寒气但不能变热，或多服汤药伤了胃气，故见苔淡白透明，似苔非苔。症见饮食减少，体倦肢软，少气懒言，大便稀溏，脉大而虚。宜用补中益气汤（人参 6g，黄芪 18g，柴胡 6g，当归 3g，白术 9g，橘皮 6g，升麻 6g，炙甘草 9g）加减主之，以补中益气，升阳举陷。

方解：补中益气汤以黄芪益气，为君药；人参、白术、炙甘草健脾益气，为臣药；配陈皮理气，当归补血，均为佐药；升麻、柴胡升举下陷清阳，为使药。诸药合用，补中益气，升阳举陷。

白苔如积粉舌

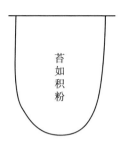

图 29　白苔如积粉舌

原文：此舌乃瘟疫初犯募原也，达原饮。见三阳表证，随经加柴胡、葛根、羌活；见里证，加大黄。

注释：此舌为瘟疫传染之邪初犯入募原之象。薛生白谓："募原者，外通肌肉，内通胃腑，即三焦之门户，实一身之半表半里也，邪由上受，直趋中道，故病多归募原。"邪初入募原，未归胃腑，症必见憎寒壮热，或一日三次，或一日一次，发无定时，胸闷呕恶，头痛烦躁，脉弦数。方宜达原饮（槟榔6g，厚朴3g，草果3g，知母3g，芍药3g，黄芩3g，甘草3g），开达膜原，辟秽化浊。如见三阳（太阳，少阳，阳明）表证，随各经表现出来的症状用方，加柴胡、葛根、羌活等药透解；如见三阳经里证，加大黄泄热通便。

方解：达原饮方用厚朴芳香化浊，祛湿理气；草果辛香化浊，辟秽止呕，宣透伏邪；槟榔辛散湿邪，化痰破结，使邪速溃。三药气味辛烈，可直达膜原，逐邪外出，共为主药。凡温热疫毒之邪，最易化火伤阴，故用黄芩、白芍、知母为辅佐，泻火解毒、清热滋阴，并可防止诸辛燥药之耗散伤阴；配甘草生用，既助清热解毒，又可调和诸药。全方合用，共奏开达膜原、辟秽化浊、清热解毒之功，使秽浊得化，热毒得清，阴液得复，病邪得解。故推为瘟疫初起或疟疾邪伏膜原之首要方剂。

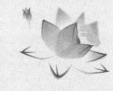

黄苔舌总论

黄苔者，里证也。伤寒初病无此舌，传至少阳经亦无此舌，直至阳明腑实，胃中火盛，火乘土位，故有此苔。当分轻重泻之，初则微黄，次则深黄有滑，甚则干黄焦黄也。其证有大热、大渴、便秘、谵语、痞结、自利，或因失汗发黄，或蓄血如狂，皆湿热太盛、小便不利所致。若目白如金，身黄如橘，宜茵陈蒿汤、五苓散、栀子柏皮汤等。如蓄血在上焦，犀角地黄汤；中焦，桃仁承气汤；下焦，代抵当汤。凡血证见血则愈。切不可与冷水，饮之必死。大抵舌黄证尚重，若脉长者，中土有气也，下之则安。如脉弦下利，舌苔黄中有黑色者，皆危证也。

纯黄微干舌

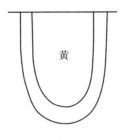

图 30　纯黄微干舌

原文： 舌见黄苔，胃热之极，土色见于舌端也。急宜调胃承气下之。迟则恐黄老变黑，为恶候。

注释： 此舌苔黄色，乃中央胃土之本色（土色为黄）显于舌上，是邪热已入阳明、胃腑热盛所致。症见恶热口渴，便秘溲赤，腹满拒按，脉滑数。急用调胃承气汤（大黄 12g，芒硝 10g，甘草 6g）缓下热结。如治疗迟缓，邪热更深入里，舌上之苔出现老黄变黑色，证恐变恶候，故难治。

方解： 调胃承气汤方用大黄，以其苦寒之性泄热荡积，既能挫其热势消除病因，又能泻下通便，为君药；芒硝咸寒，软坚、泄热、润燥，助大黄泄热通便，为臣药；再加炙甘草以养脾胃之气，缓解大黄、芒硝泄下热结之力，故为缓下热结之方。

微黄苔舌

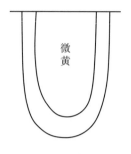

图 31　微黄苔舌

原文： 舌微黄而不甚燥者，表邪失汗而初传里也，用大柴胡汤。若身目俱黄者，茵陈蒿汤。

注释： 此舌微黄而不甚燥，是太阳表邪因误发汗而初传入阳明或少阳经之象。症见往来寒热，胸胁苦满，心下满痛、痞硬，大便不调，脉弦有力，宜用大柴胡汤（柴胡12g，白芍9g，黄芩9g，枳实9g，大黄6g，生姜15g，大枣4枚，半夏9g）和解少阳，内泄热结。如湿热蕴结于里，一身面目俱黄，黄色鲜明，腹微满，口中渴，小便不利，脉沉数，方用茵陈蒿汤（茵陈18g，大黄6g，栀子9g），清热利湿退黄。

黄干舌

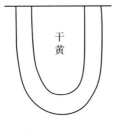

图 32　黄干舌

原文：舌见干黄，里热已极，急下勿缓。下后脉静身凉者生；反大热而喘，脉躁者，死。

注释：阳明腑实证，里热已极盛，故苔见干黄。症必见燥热谵语，矢气，大便不通，手脚濈然汗出，腹满硬，脉迟而滑或沉迟有力。方用大承气汤（大黄 12g，芒硝 6g，厚朴 24g，枳实 12g），峻下热结。如下后症状减轻，身不狂躁烦热，脉转平静者，能愈；如下后症不减，反大热而喘，脉躁疾者，证转恶候，难治。

病案 6：李某，女，36 岁。患伤寒，谵语、狂笑，下利清水，日数十次，按其腹坚硬有块，疼痛甚，口舌干燥，手脚濈然汗出，苔干黄，脉沉实。观其舌、脉、症，为阳明腑实证，拟方大承气汤（大黄 12g，芒硝 6g，厚朴 24g，枳实 12g），峻下热结。5 剂，利即止，诸症皆退，后以调和脾胃而痊愈。

黄苔黑滑舌

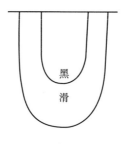

图 33 黄苔黑滑舌

原文： 舌黄而有黑滑者，阳明里证具也。虽不干燥，亦当下之。下后身凉脉静者生，大热脉躁者死。

注释： 此舌是邪在阳明之象。症见往来寒热，大便不解，胸胁苦满，郁郁微烦，心下痞硬或满痛，邪热下利，脉弦有力。方用大柴胡汤（柴胡12g，白芍9g，黄芩9g，枳实9g，大黄6g，生姜15g，大枣4枚，半夏9g），表里双解。此舌不干燥，有津液，法当下之。如下后症减身凉，脉转平静者，可愈；如症不减反大热，脉躁疾，证转恶候，难治。

黄苔黑斑舌

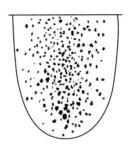

图34 黄苔黑斑舌

原文：黄苔中乱生黑斑者，其证必大渴谵语。身无斑者，大承气汤下之。如脉涩、谵语、循衣摸床、身黄斑黑者，俱不治。下出稀黑粪者死。

注释：此舌为阳明里热腑实证之象。症见大渴谵语，身无斑，腹胀硬、疼痛拒按，大便不通，手足汗出，脉沉迟而滑或沉迟有力。急用大承气汤（大黄12g，芒硝6g，厚朴24g，枳实12g）峻下热结，以缓其病势。如邪热不减，更深入里，脉见涩，症见谵语，循衣摸床，身黄斑黑，难治。如峻下热结后，下稀黑粪便，而症不减轻，恐变恶证、坏证者，不治。

黄苔中黑通尖舌

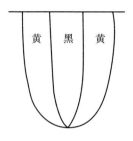

图35　黄苔中黑通尖舌

原文：黄苔从中至尖通黑者，乃火土燥而热毒最深也。两感伤寒必死，恶寒甚者亦死。如不恶寒、口燥咽干而下利臭水者，可用调胃承气汤下之，十中可救四五。口干齿燥、形脱者，不治。

注释：此舌为心胃燥火、热毒最深之象。如现伤寒两感症，必死；恶寒甚者，亦死。伤寒两感，是指阴阳两经表里同病，既有太阳经表证的发热、头痛，又有少阴经里证的神倦、肢冷、脉微。"两感"，即重复感受两种病邪，如脏腑本有积热之邪气在内又外感风寒，出现表里同病的证候。所以两感者，双经同病也。其症一日太阳与少阴俱病，二日阳明与太阴俱病，三日少阳与厥阴俱病。此阴阳表里俱病，欲汗之则有里证，欲下之则有表证。经曰：其两感于寒者必死。仲景曰：两感俱作，治有先后，如表证急者当先救表，里证急者当先救里。如症见不恶寒，口燥咽干，而下利臭水，里证也，可用调胃承气汤（大黄12g，芒硝10g，甘草6g）下之，如感之浅者，十人中尚可治四五人也。如邪毒深入，症见口干齿燥、形体消脱者，不治。

老黄隔瓣舌

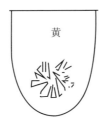

图 36　老黄隔瓣舌

原文：舌干黄涩而有隔瓣者，乃邪热入胃，毒结已深。烦躁而渴者，大承气汤；发黄者，茵陈蒿汤；少腹痛者，有瘀血也，抵当汤；结胸，大陷胸汤。

注释：此舌为邪入阳明胃经，毒热已深之象。如症见烦躁而渴，大便不通，腹硬满疼痛、拒按，手足汗出，潮热，谵语狂躁，脉迟而滑或沉迟有力，宜用大承气汤（大黄 12g，芒硝 6g，厚朴 24g，枳实 12g）峻下热结。如症见一身面目俱黄，鲜亮橘色，腹微满，口中渴，小便不利，脉沉数，宜用茵陈蒿汤（茵陈 18g，大黄 6g，栀子 9g），清热利湿退黄。如症见少腹痛，小便不利，身热，如狂或发斑，脉沉实，宜用抵当汤（水蛭 6g，虻虫 6g，桃仁 10g，大黄 9g）破血下瘀。如症见结胸，心下至少腹硬满而痛不可近，大便秘结，舌燥口渴，日晡潮热，脉沉紧有力，方用大陷胸汤（大黄 10g，芒硝 10g，甘遂 1g），泄热逐水破结。

方解：抵当汤治下焦蓄血证，方中用水蛭破瘀血而不伤新血，虻虫入肝经而专破瘀血，辅以桃仁助水蛭、虻虫活血祛瘀，大黄下瘀泄热。四药合用，共奏破血下瘀之功。

黄尖舌

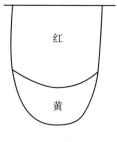

红

黄

图 37　黄尖舌

原文： 舌尖苔黄，热邪初传胃腑也，当用调胃承气汤。如脉浮恶寒，表证未尽，大柴胡两解之。

注释： 此舌为邪热初入阳明胃腑之象。症见恶热口渴，便秘，腹满拒按，脉滑数。方用调胃承气汤（大黄 12g，芒硝 10g，甘草 6g），缓泄热结。如表证未尽，脉浮或弦，恶寒，或往来寒热，大便不解，胸胁苦满，郁郁微烦，心下痞硬或满痛，协热下利，方用大柴胡汤（柴胡 12g，白芍 9g，黄芩 9g，枳实 9g，大黄 6g，生姜 15g，大枣 4 枚，半夏 9g），表里双解。

黄苔灰根舌

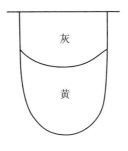

图 38　黄苔灰根舌

原文：舌根灰色而尖黄，虽比黑根少轻，如再过一二日，亦黑也，难治。无烦躁直视，脉沉而有力者，大柴胡加减治之。

注释：此舌根灰色而尖黄，虽然不如舌根黑者病重，但此时邪热也正在往里更深入地发展，如果不马上治疗，过一二日后邪毒更深，舌苔转黑，难治。如无烦躁直视症状，脉沉而有力，急用大柴胡汤（柴胡 12g，白芍 9g，黄芩 9g，枳实 9g，大黄 6g，生姜 15g，大枣 4 枚，半夏 9g）加减治之，以和解少阳，内泄热结。

病案 7：文某，男，47 岁。患者 5 年前在工地打工时，不慎从三楼坠下受伤，人事不知，4 日后始苏醒，但后遗头痛、头晕、烦躁等症状。在当地先经西医治疗无效，又找中医治疗，用药多是补肾填精之品，如熟地、五味子、紫河车、黄精、龙眼肉、桑椹、肉苁蓉、川芎等。一直未见好转，今来我所求治。现症见：时犯头晕、头痛，颈项拘急，且有上冲感，头痛如针刺，常烦躁、心下堵，手足冷，眠差，每晚只能睡两三个小时，大便干，舌尖黄、根灰，脉弦滑数。知病在少阳、阳明，兼有瘀血，拟方大柴胡汤加味（柴胡 12g，白芍 9g，黄芩 9g，枳实 9g，大黄 6g，生姜 15g，大枣 4 枚，半夏 9g，桃仁 12g，桂枝 9g，芒硝 6g，生石膏 45g），5 剂。药后头晕、头痛、烦躁、心下堵症状减轻，大便如常，原方减生石膏为30g，连服 14 剂，诸症痊愈。

黄尖红根舌

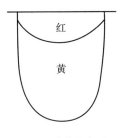

图 39　黄尖红根舌

原文：根红而尖黄者，乃湿热乘火位也。瘟热初病，多有此舌，凉膈解毒等药，消息治之。

注释：此舌乃湿热乘心火之象，温热病初期多有此舌。症见烦躁、口渴、口舌生疮、胸膈烦热、咽痛、便秘溲赤、脉滑数。方用凉膈散（连翘 18g，栀子 5g，黄芩 5g，薄荷 5g，大黄 9g，芒硝 9g，炙甘草 9g，淡竹叶 3g，白蜜 3g）等，泻火通便。

方解：凉膈散方中重用连翘清热解毒，配栀子、黄芩以清热泻火，又配薄荷、竹叶以清疏肺胃心胸之热；胃热津伤而腑实证尚未全具，不宜峻攻，方中芒硝、大黄与甘草、白蜜同用，既能缓和硝、黄之急下，又利于中焦热邪之清涤，还能解热毒、存胃津、润燥结，使火热之邪假阳明为出路，体现了"以下为清"之法。综观全方，能清上泄下、泻火通便，使上、中二焦之邪热迅速消除，则胸膈烦热自消，诸症可愈，方名"凉膈"即由此而来。

黄尖黑根舌

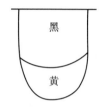

图 40　黄尖黑根舌

　　原文：舌黑根多而黄尖少者，虽无恶证恶脉，诚恐暴变一时，以胃气竭绝故耳。

　　注释：此舌为邪已入里、中土胃气衰竭之象，虽无恶证、恶脉，恐将有变证、坏证之患。

　　病案 8：杨某，男，70 岁。患者体素甚弱，半个月前伤于冷食，脘腹满痛，恶心呕吐，自利不渴，完谷不化，不思饮食，恶寒蜷卧，神衰欲寐。经医治疗，病有所减轻。6 日前又伤于外寒，头痛发热，自服"安乃近"4 片，致汗大出，热不解反盛，日晡益剧，谵语，全家人惊恐不安，请余出诊。刻下见患者卧床，骨瘦如柴，气息奄奄，神昏，已多日未进饮食，面赤汗垢，手足外露，体若燔炭，烙手异常，脐腹无坚硬，舌苔根黑甚、尖少黄苔，脉急促而坚硬如弹石。

　　患者年高，素体虚甚，前时因食冷物，寒气伤于中焦脾胃，病未康复又添外感，真是"屋漏偏逢连夜雨"，旧病未愈添新病。又自服"安乃近"，大汗伤津，正气更衰，因汗法不当，致邪传经入里，热极生风，邪盛正衰，多日未进食，胃气已渐衰绝。综合以上苔、脉、症可知，此系邪盛正衰，胃气不能相从，心、肝、肾等脏气独现，是病情危重的征兆，无药可救。后知患者 5 日后去世。

黄苔黑刺舌

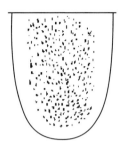

图 41　黄苔黑刺舌

　　原文：舌苔老黄极而中有黑刺者，皆由失汗所致。邪毒内陷已深，急用调胃承气下之，十中可保一二。

　　注释：此舌为表邪发汗不当，引邪毒内陷之象。症见恶热口渴，便秘，腹满拒按，脉滑数。属阳明燥热证，急用调胃承气汤（大黄 12g，芒硝 10g，甘草 6g），和解少阳，缓泄热结，十人中可救一二。迟者恐邪更深入，将有变证、坏证之患，难治。

黄大胀满舌

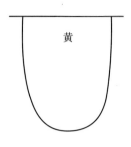

图 42　黄大胀满舌

原文：舌黄而胀大者，乃阳明胃经湿热也。证必身黄、便秘、烦躁，茵陈蒿汤。如大便自利而发黄者，五苓散加茵陈、栀子、黄连等治之。

注释：此舌为阳明胃经湿热之象。症见身黄，便秘，烦躁，小便不利，口中渴，腹微满，脉沉数。治宜清热利湿退黄，方用茵陈蒿汤（茵陈 18g，大黄 6g，栀子 9g）。如症见小便自利而发黄，头痛发热，烦渴欲饮，或水入即吐，水肿泄泻。治宜利水渗湿，温阳化气，用五苓散（猪苓 9g，茯苓 9g，泽泻 15g，桂枝 6g，白术 9g）加茵陈、栀子、黄连等药治之。

病案 9：蔡某，男，32 岁。患者近两个月来尿不尽、尿频，常腰痛，疲倦乏力，食后少腹拘急，晕眩。阴囊抽缩。曾查前列腺液：白细胞 15～20/HP，卵磷脂小体（++）。诊断为慢性前列腺炎。经西医治疗，疗效不明显，后转中医诊治，以补肾疏肝等法治疗，症不减反加重。现症恶寒，头晕加重，口苦，恶心，尿黄，烦躁欲饮，舌苔黄，脉弦或数。观上述舌、脉、症，知是外寒内饮夹湿热，拟方五苓散加味（猪苓 9g，茯苓 9g，泽泻 15g，桂枝 6g，白术 9g，茵陈 18g，栀子 9g，黄连 6g），5 剂症减，知方已对证，继原方再服 7 剂，诸症基本消除。

黄尖白根舌

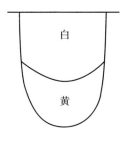

白

黄

图 43　黄尖白根舌

原文： 舌根白尖黄，其色倒见，必是少阳经传阳明腑病。若阳明证多者，大柴胡汤；少阳证多者，小柴胡汤；如谵语烦躁者，调胃承气汤。

注释： 此舌为少阳经初传阳明腑病之象，其舌色倒见，舌根白而尖黄。如阳明腑证多者，见胸胁苦满，郁郁微烦，心下满痛，大便不解，脉弦有力。方用大柴胡汤（柴胡 12g，白芍 9g，黄芩 9g，枳实 9g，大黄 6g，生姜 15g，大枣 4 枚，半夏 9g），和解少阳，内泄热结。如少阳证多者，往来寒热，咽干，目眩，口苦，心烦喜呕，脉弦。方用小柴胡汤（柴胡 24g，黄芩 9g，人参 9g，半夏 9g，大枣 4 枚，生姜 9g，甘草 9g），解表清里，和解少阳。如症见谵语烦躁，恶热口渴，便秘，腹满拒按，脉滑数，为阳明燥热证。方用调胃承气汤（大黄 12g，芒硝 10g，甘草 6g），缓泄热结。

黄根白尖舌

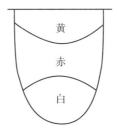

黄

赤

白

图 44　黄根白尖舌

原文：舌尖白根黄，乃表邪少而里邪多也，天水散、凉膈散合用。如阳明无汗、小便不利、心中懊恢者，必发黄，茵陈蒿汤。

注释：此舌为太阳证表邪少而里邪多之象。症见口渴，烦热，胸闷，尿赤淋痛，面赤唇焦，口舌生疮，脉滑数。方用天水散（滑石 18g，甘草 6g）清暑利湿，合凉膈散（连翘 18g，栀子 5g，黄芩 5g，薄荷 5g，大黄 9g，芒硝 9g，炙甘草 9g，淡竹叶 3g）主之。如见阳明证无汗，小便不利，心中懊恢，身目面黄，脉沉数，方用茵陈蒿汤（茵陈 18g，大黄 9g，栀子 9g），清热利湿退黄。

方解：天水散（六一散）方中滑石味甘、淡，性寒，质重而滑，淡能渗湿，寒能清热，重能下降，滑能利窍，既能清热解暑，又能利水通淋，为主药；少佐甘草，既可清热和中，又可缓和滑石之寒滑太过，为辅助药。二药配合，清暑利湿，使内蕴之暑湿从下而泄，则热可退，渴可解，利可止。

黄根灰尖舌

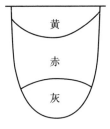

图 45　黄根灰尖舌

原文： 舌乃火位，今见根黄尖灰，是土来侮火也。不吐不利、心烦而渴者，乃胃中有郁热也，调胃承气加黄连。

注释： 舌为心之苗，今见舌根黄尖灰色，是中央脾胃之土来侮心火之象。症见不吐不利，心烦而渴，恶热，便秘，脉滑数。乃胃中有郁热，治宜缓下热结。用调胃承气汤（大黄 12g，芒硝 10g，甘草 6g）加黄连主之。

病案 10： 于某，女，78 岁。患者常年便秘，每次艰涩难下，努挣多时，始遗一二枚，其硬如石，常畏便不食，然自认为是阴寒所致，坐卧热炕，厚衣取暖，不意致病愈重，肛周胀痛，肛热如烙，口苦口渴。舌尖灰、中赤、根薄黄，脉沉而细数。腹诊：腹皮薄弱，左少腹硬痛，似结粪一块。脉细为血少，数为火旺。患者年老津血不足，难以滋润大肠。大肠者，传导之官也，传导失职则大便艰涩难下，加之厚衣火炕，更灼津液，便益艰难。证情若此，何以为治？若泄热不滋阴，标去仅是暂时，死灰又能复燃；滋阴而不泄热，火盛灼津，阴液终不能复。宜泄热生津并施，二法不可或缺。如是，则热可去，津可复。方用调胃承气汤加味（大黄 12g，芒硝 10g，甘草 6g，当归 30g，玄参 30g，肉苁蓉 30g，麦冬 10g，火麻仁 30g），5 剂。

二诊：泻下硬粪甚多，肛周烙痛随失，其后之法专以养血滋阴，然须持之以恒。方用归芍地黄汤，连服半个月，大便正常，症消痊愈。

黄根白尖短缩舌

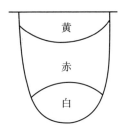

图46　黄根白尖短缩舌

原文：舌见根黄尖白而短硬，不燥不滑，但不能伸出，证多谵妄烦乱，此痰夹宿食占据中宫也，大承气加姜、半主之。

注释：此舌为痰夹宿食，占据中焦脾胃之象。舌根黄尖白而短硬，不燥不滑，但不能伸出，症多见谵妄烦乱，或下利清水臭秽，脐腹疼痛，按之坚硬有块，口舌干燥，脉数而滑，或滑实有力。用大承气汤（大黄12g，芒硝6g，厚朴24g，枳实12g）加生姜、半夏主之。

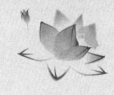

黑苔舌总论

伤寒五七日，舌见黑苔，最为危候。表证皆无此舌。如两感一二日间见之，必死。若白苔上渐渐中心黑者，是伤寒邪热传里之候；红舌上渐渐黑者，乃瘟疫传变，坏证将至也。盖舌色本赤，今见黑者，乃水来克火，水极似火，火过炭黑之理。然有纯黑，有黑晕，有刺，有隔瓣，有瓣底红、瓣底黑者，大抵尖黑犹轻，根黑最重。如全黑者，总使神丹，亦难救疗也。

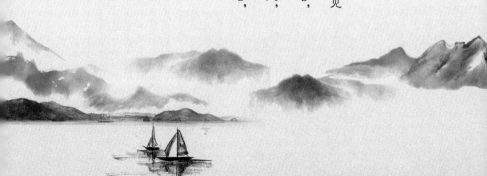

纯黑舌

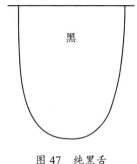

图 47　纯黑舌

原文： 遍舌黑苔，是火极似水，脏气已绝。脉必代结，一二日中必死，切勿用药。

注释： 此舌遍体黑苔，是危候舌象，邪已深入，火极似水，脏气已衰绝，步入膏肓，回天实难，非药之所能。脉必结代，一二日必死。临证见此舌象，切勿用药，慎之。

病案 11： 张某，男，73 岁。患者形体消瘦，逢冬咳嗽哮喘，已 10 余年。1985 年在县医院诊断为慢性支气管炎，支气管哮喘，肺气肿，肺心病。经治疗后症状得以缓解。近日因感冒，喘息复重，经治疗无效。其子邀余出诊。观患者面色黯淡，骨瘦如柴，喘息抬肩，呼长吸短，颈部青筋怒张，既不得平卧，亦难以端坐，双手扶床，状若犬蹲，以口呼吸，不能言语，做手势示意，唯恐气断不续，四肢厥冷，头汗津津，五日水谷少进，舌遍体黑苔，脉在筋肉之间，如屋漏残滴，良久一滴，若有若无。综合舌、脉、症，已知五脏衰竭、阴阳俱衰败之候也。真阳衰于下，浊阴泛于上，阳脱危象已显。告知患者儿女，此病已无回天之术。大限将至，非药可治。其子女大孝，素以承颜顺志，为众称赞，期恳余施治以延长生命。

百般哀求之下，急拟参附汤加味（人参 15g，附子 30g，山茱萸 30g，五味子 10g），急宜回阳固脱，以安固未绝之阳，驷追已失之阴。按火极似水，阴盛阳虚，逼阳上脱，若不急于回阳救逆，百死无一生。方中用参、附回阳益气，加山茱萸、五味子固脱救阴。本证虽阴盛阳虚，实则阴阳双虚也，尤以阳虚为甚，故阴阳双补。山茱萸性温味酸，既可固涩，又不碍回阳，张锡纯曰："山茱萸对阴阳气血将脱者皆可敛之，为第一救脱之药。"然已步入膏肓，回天实难，时过两日，闻其已驾鹤西去。

黑苔瓣底红舌

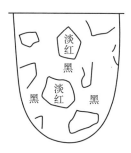

图 48　黑苔瓣底红舌

原文：黄苔久而变黑，实热亢极之候。又未经服药，肆意饮食，而见脉伏、目闭、口开、独语、谵妄。医遇此证，必掘开舌苔，视瓣底红者，可用大承气汤下之。

注释：邪已入里，未经服药治疗而又肆意暴饮食物，使邪更深入形成实热亢极之候，故苔黄久变黑。症见目闭口开，独语谵妄，脉伏。临诊见此舌时，医生一定要掘开口，查看舌苔底瓣见红者，证明阴津尚存，脏气未绝，可救。用大承气汤（大黄 12g，芒硝 6g，厚朴 24g，枳实 12g）下之，峻下热结。

黑苔瓣底黑舌

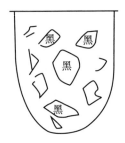

图 49　黑苔瓣底黑舌

　　原文： 凡见瓣底黑者，不可用药。虽无恶候，脉亦暴绝，必死不治。

　　注释： 此舌属危候舌象，故舌底瓣见黑。舌为心之苗，今见底瓣变黑，乃津液无存、脏气衰败、阴阳离决、神气涣散，虽无恶证，脉亦暴绝，必死不治。临证见之，不可用药，慎之。

满黑刺底红舌

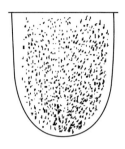

图 50　满黑刺底红舌

原文： 满舌黑苔，干燥而生大刺，揉之触手而响，掘开刺底红色者，心神尚在。虽火过极，下之可生。有肥盛多湿热人，感冒发热，痞胀闷乱，一见此舌，急用大陷胸丸攻下，后与小陷胸汤调理。

注释： 见满舌黑苔，干燥而生大刺，揉之触手而响者，定要掘开刺底。见红色者，乃心神尚在，脏气未衰竭，阴津尚存。虽然邪火过极，用下法可救，方宜承气汤类。如体丰肥胖之人多湿热，因感冒发热，痞胀闷乱，一有此舌苔出现，急用大陷胸丸（大黄 9g，芒硝 6g，葶苈子 9g，杏仁 9g），泄热逐水，破结攻下；后用小陷胸汤（黄连 6g，半夏 12g，瓜蒌仁 20g），清热涤痰，宽胸散结，调理善后。

方解： 小陷胸汤原治伤寒表证误下，邪热内陷，与痰热结于心下，痰热内结，气郁不通，致成小结胸证。方中以瓜蒌仁为主药，清热化痰，下气宽胸；辅以黄连，清热降火；佐以半夏，降逆消痰，散结除痞，与黄连合用，辛开苦降。二者配合，既消痰热之结，又开气郁之痞，诚乃清热涤痰、宽胸散结之良剂。

病案 12：聂某，男，34 岁。患者腹痛多日，经市医院诊断为急性阑尾炎，注射青霉素 3 天，发热虽退，疼痛未减，嘱令手术。患者恐惧开刀，求服中药。诊其右侧少腹硬满疼痛，手不可近，时剧时轻，痛甚时手足厥冷，面惨色变，腹中辘辘水声可闻，胸满、痞胀、疼痛，恶心欲吐，三日未行大便。舌苔黑刺，脉沉弦有力。审症察苔脉，病属结胸，为水热互结而成。水热痞阻于中，致升降障碍，传导失司，上湿下燥，因之而成。拟方大陷胸丸加减（大黄 9g，芒硝 6g，葶苈子 9g，瓜蒌仁 30g，甘遂 1g），1 剂。服后片刻，腹痛大作，暴泻数次，疼痛随之减轻，后用大黄牡丹汤 7 剂，疼痛尽失，诸症痊愈。

刺底黑舌

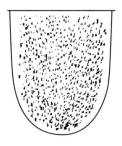

图 51　刺底黑舌

原文： 刺底黑者，言刮去芒刺，底下肉色俱黑也。凡见此舌，不必辨其何经何脉，虽无恶候，必死勿治。

注释： 此舌属危候舌象，见舌底刺黑，刮去芒刺，舌底下肉色俱黑。是邪毒深入，脏气衰败，神气涣散，津液已绝，已步膏肓，非药力可救。临证凡见此舌，不必辨其何经、何脉，虽无恶候，必死勿治，慎之。

黑烂自啮舌

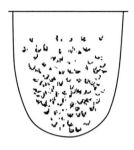

图 52　黑烂自啮舌

原文： 舌黑烂而频欲啮，必烂至根而死。虽无恶候怪脉，切勿用药。

注释： 此舌是危候舌象，凡见舌黑烂而频欲啮，最后必烂至根而死。舌为心之苗、五脏之体，现已黑烂，邪毒深，脏气绝。虽无恶候症状和真脏怪脉，切勿用药，临证慎之。

中黑边白滑苔舌

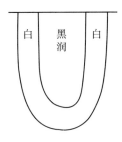

| 白 | 黑润 | 白 |

图 53　中黑边白滑苔舌

原文：舌见中黑边白而滑，表里俱虚寒也，脉必微弱，证必畏寒，附子理中汤温之。夏月过食生冷而见此舌，则宜大顺冷香选用。

注释：此舌为表里俱虚寒之象，脉必微弱，证必畏寒。症见风冷相乘之心痛、霍乱、吐利转筋。方用附子理中汤（附子9g，人参9g，干姜9g，白术9g，甘草9g），温阳祛寒，益气健脾。如夏月过食生冷食物，寒气伤于脾胃而见此舌，则宜大顺冷香药选用（苍术、厚朴、藿香、扁豆、干姜、白豆蔻、陈皮、砂仁、香薷）。

方解：附子理中汤主治太阴脾胃虚寒证。方中用党参，甘温入脾，补中益气，强壮脾胃为主；由虚致寒，寒者热之，干姜辛热，温中而扶阳气，故以为辅；脾虚则生湿，以甘苦温之白术，燥湿健脾。三药一补一温一燥，配合甚当。再用炙甘草，补中扶正；脾胃阳虚寒甚，故加附子，以其大辛热之性，以增强温阳散寒之力。诸药合用，共成温中祛寒、补气健脾之剂。

病案 13：洪某，男，47 岁。患者因夜食瓜果冷饮，后腹泻已二月不愈。每日大便四五次，多完谷不化，呕吐腹痛，腹满不食，四肢不温，时有头晕，昏睡露睛，口不渴，脚抽筋，舌苔边白、中黑润，脉微。观舌、脉、症，已知是脾胃阳虚之阴寒重证。急拟附子理中汤（附子 9g，人参 9g，干姜 9g，白术 9g，甘草 9g），温阳祛寒。7 剂，腹泻、肢冷基本已止，腹胀已明显减轻，知方药对症，法不更方，继服原方 7 剂而愈。后以参苓白术散调理。

红边中黑滑舌

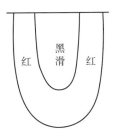

图 54　红边中黑滑舌

原文：舌黑有津，证见谵语者，必表证时不曾服药，不戒饮食，冷物结滞于胃也。虚人用黄龙汤，实者用备急丸下之。夏月中暍，多有此舌，以人参白虎汤主之。

注释：此舌黑滑有津、边红，证明津液尚存，脏气未衰。症见谵语者，必表证时不曾服药治疗，又不戒饮食，冷物使邪气结滞于胃。体弱之人，症见自利清水，色纯青或秘结，脘腹胀满痛、拒按，神倦少气，身热口渴，神昏谵语，肢厥，脉沉细。方用黄龙汤（大黄 9g，芒硝 6g，甘草 3g，厚朴 9g，枳实 9g，桔梗 6g，当归 9g，人参 6g，生姜 3 片，大枣 2 枚），泻下热结，益气养血。体壮实之人，症见心腹胀痛，痛如锥刺，气急口噤，暴厥，脉沉紧。急用备急丸（大黄 30g，巴豆 30g，干姜 30g），攻逐冷积。如在夏月中暍，暴暑炎热极盛之天气，多有此舌象。症见阳明热盛，壮热面赤，大汗恶热，气津耗伤，饮不解渴，脉浮大而芤。方用人参白虎汤主之（生石膏 50g，知母 18g，炙甘草 6g，粳米 9g，人参 10g），清热生津。

方解：备急丸攻逐寒积，故用巴豆辛热峻下，开通闭塞，为主药；干姜温中，并助巴豆以祛寒，为辅药；大黄荡涤肠胃，推陈致新，并能监制巴豆之毒。三药配合，力猛效捷。正如《古方八法举隅》所说："本方取干姜以益其温，大黄以益其泻，巴豆既已暴悍，干姜、大黄愈助长其势陷，便可靡阴不消，靡坚不破。"

通尖黑干边白舌

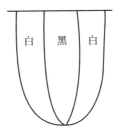

图 55　通尖黑干边白舌

原文：两感一二日间，便见中黑边白厚苔者，虽用大羌活汤，恐无济矣。

注释：伤寒两感一二日间，便见舌中黑、边白、厚苔者，即使用大羌活汤（羌活 9g，独活 9g，防风 9g，细辛 3g，防己 9g，黄芩 9g，黄连 6g，苍术 9g，白术 12g，炙甘草 3g，知母 9g，川芎 6g，生地黄 12g），也恐无济于事。

黑边晕内微红舌

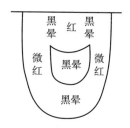

图 56 黑边晕内微红舌

原文： 舌边围黑，中有红晕者，乃邪热入于心胞之候，故有此色，宜凉膈合大承气下之。

注释： 此舌为邪热入于心包之候。症见烦躁口渴，口舌生疮，面赤唇焦，胸膈烦热，咽痛便秘，溲赤，脉滑数。方用凉膈散（连翘 18g，栀子 5g，黄芩 5g，薄荷 5g，大黄 9g，芒硝 9g，炙甘草 9g，淡竹叶 3g）合大承气汤（大黄 12g，芒硝 6g，厚朴 24g，枳实 12g），泻火通便，峻下热结。

中黑厚心舌

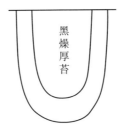

图 57　中黑厚心舌

原文： 舌苔中心黑厚而干，为热盛津枯之候，急宜生脉散合黄连解毒汤以解之。

注释： 此舌苔中心黑厚而干，为邪热极盛、津液枯耗之候。症见大热烦渴，咽干口燥，错语不寐，吐血、衄血，或发斑、黄疸，脉数有力，或汗多神疲，体倦乏力，短气懒言，干咳少痰，口干舌燥，脉虚数或虚细。方用生脉散（人参 9g，麦冬 9g，五味子 6g）合黄连解毒汤（黄连 9g，黄芩 6g，黄柏 6g，栀子 9g）。

中黑无苔干燥舌

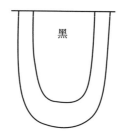

图 58　中黑无苔干燥舌

　　原文：舌黑无苔而燥，津液受伤而虚火用事也，急宜生脉散合附子理中主之。

　　注释：此舌为虚火伤及津液之象。症见汗多神疲、体倦乏力，短气懒言，咽干口渴，干咳少痰，脉虚数；或虚火过盛，伤于阳，又出现中焦虚寒证，呕吐腹痛，自利不渴，腹满不食，霍乱转筋。方用生脉散（人参 9g，麦冬 9g，五味子 6g）合附子理中汤（附子 9g，人参 9g，干姜 9g，白术 9g，甘草 6g），共奏益气生津、敛阴止汗、温中祛寒、补气健脾之功。

黑中无苔枯瘦舌

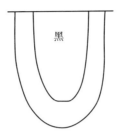

图 59 黑中无苔枯瘦舌

原文：伤寒八九日，过汗，津枯血燥，舌无苔而黑瘦，大便五六日不行，腹不硬满，神昏不得卧，或时呢喃叹息者，炙甘草汤。

注释：感伤寒八九日，发表过汗，使津液枯耗血燥，故舌无苔而黑瘦。症见大便五六日不行，腹不硬满，神昏不得卧，或时呢喃叹息，脉结代或虚数。方用炙甘草汤（人参 6g，桂枝 9g，阿胶 6g，生地 50g，麦冬 10g，麻仁 10g，大枣 10g，生姜 9g，炙甘草 12g），滋阴益气，补血复脉。

方解：炙甘草汤方用炙甘草、人参、大枣，益气以补心脾；生地、麦冬、阿胶、麻仁，甘润滋阴、养心补血、润肺生津；姜、桂皆性味辛温，具有通阳扶脉之功，与益气滋阴药相配，既可温而不燥，亦可使气血流通、脉道通利，共奏益气复脉、滋阴补血之效。

黑干短舌

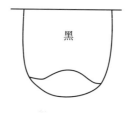

黑

图 60 黑干短舌

原文： 舌至干黑而短，厥阴极热已深，或食填中脘，肿胀所致。急用大剂大承气下之，可救十中一二。服后，粪黄热退则生，粪黑热不止者死。

注释： 此舌由厥阴热极已深，或食滞堵塞中脘使之肿胀所致。症见潮热谵语，腹部硬满，疼痛拒按，大便不通，手足汗出，脉象沉实。急用大剂大承气汤（大黄12g，芒硝6g，厚朴24g，枳实12g）峻下热结。药后大便黄、身热退，则可救；如大便黑、身热不止，难治，邪已深入，将有变证、坏证之患，多凶。

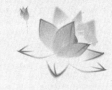

灰色舌总论

灰色舌，有阴阳之异。若直中阴经，则即时舌便灰黑而无积苔；若热传三阴，必四五日表证罢而苔变灰色也。有在根、在尖、在中者，有浑舌俱灰黑者。若直中三阴之灰黑无苔者，即当温经散寒。又有蓄血证，其人如狂，或瞑目谵语，亦有不狂不语、不知人事、而面黑舌灰者，当分轻重以攻其血。切勿误与冷水，引领败血入心而致不救也。

大抵传经热证，则有灰黑干苔，皆当攻下泄热。

纯灰舌

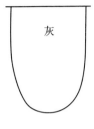

图 61　纯灰舌

原文：舌灰色无苔者，直中三阴而夹冷食也。脉必沉细而迟。不渴不烦者，附子理中、四逆汤救之。次日，舌变灰中有微黄色者生；如渐渐灰缩干黑者死。

注释：邪气直中三阴（太阴，少阴，厥阴）而夹冷饮食物，故舌灰色无苔。症见不渴不烦，或腹痛肢厥，呕吐腹泻，霍乱吐利转筋，脉必沉细而迟。方用附子理中汤（人参9g，干姜9g，白术9g，炙甘草9g，黑附子9g）或四逆汤（附子12g，干姜9g，炙甘草6g），温阳祛寒，益气健脾，回阳救里。服药后第二日，舌灰中变有微黄色者，证明邪渐去、正气复生，有救；如舌见渐渐灰缩干黑者，证明邪毒已深入，恐有变证、坏证之患，难治。

方解：四逆汤为治疗少阴病阴盛阳衰证的代表方剂。故方用大辛大热之附子，归经少阴，温阳以祛寒邪，回阳以救逆，为方中主药；辅以干姜之辛热，使温阳祛寒邪、回阳救逆之力更大；以甘温之炙甘草，补脾胃而调诸药。三药合用，功专效宏，可速达回阳救逆之功，故名"四逆"。

灰中舌

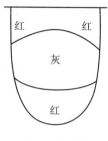

图 62　灰中舌

原文： 灰色现于中央，而消渴、气上冲心、饥不欲食、食即吐蛔者，此热传厥阴之候。乌梅丸主之。

注释： 此灰色现于舌中央，而症见消渴（上消、中消、下消）、气上冲心、饥不欲食、食即吐蛔，脉沉迟或滑，是热传厥阴、寒热错杂之候。方用乌梅丸（乌梅 480g，蜀椒 120g，桂枝 180g，细辛 180g，附子 180g，黄连 480g，黄柏 180g，人参 180g，当归 120g，干姜 300g，蜜和为丸），温脏补虚，泄热安蛔。

方解： 乌梅丸中重用乌梅为君，味酸，既安蛔止痛，又涩肠止痢；蜀椒、细辛味辛性温，能驱蛔温脏，黄连、黄柏味苦性寒，能下蛔清胃热，共为臣药；干姜、桂枝、附子温脏祛寒，人参、当归补气养血，与温药配用，具有益气温中、温补下焦虚寒、养血通脉、调和阴阳以治四肢厥冷之作用，共为佐使药。诸药合用，共成温脏安蛔之剂。

灰黑苔干纹裂舌

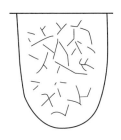

图 63　灰黑苔干纹裂舌

原文： 土邪胜水，而舌见灰黑纹裂，凉膈、调胃皆可下之，十中可救二三。下后，渴不止、热不退者，不治。

注释： 此舌为中焦脾胃之土邪热过盛，阴水津液耗伤之象。症见烦躁口渴，面赤唇焦，口舌生疮，胸膈烦热，咽痛，便秘溲赤，脉滑数。方用凉膈散（连翘18g，栀子5g，黄芩5g，薄荷5g，大黄9g，芒硝9g，炙甘草9g，淡竹叶3g）合调胃承气汤（大黄12g，芒硝10g，甘草6g），缓泄热结，泻火通便，但十人中可救二三人。如下后，渴不止、热不退、症不减，证明邪已深入，难治。

病案 14： 唐某，男，28岁。患者平素偏爱喝酒，吃辛辣食物，三日前患感冒，自服感冒药，第二日，发热，咽喉肿痛，口舌生疮，来我所诊治。观其面赤唇焦，烦躁口渴，胸膈烦热，口舌生疮，咽痛吐衄，胃脘灼热，狂躁，大便秘，小便赤黄，舌裂纹、苔灰黑，脉数。知是上、中二焦热邪炽盛，急拟方：凉膈散加味（连翘 18g，栀子 5g，黄芩 5g，薄荷 5g，大黄 9g，芒硝 9g，炙甘草 9g，淡竹叶 3g，麦冬 10g，玄参 15g，黄芩 9g，生石膏 30g），5 剂，诸症减轻，续原方服 7 剂，痊愈。

灰根黄尖中赤舌

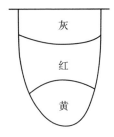

图 64　灰根黄尖中赤舌

　　原文： 舌根灰色而中红尖黄，乃肠胃燥热之证。若大渴，谵语，五六日不大便，转矢气者，下之。如温病热病，恶寒脉浮者，凉膈、双解选用。

　　注释： 此舌根灰色而中红尖黄，是肠胃燥热之候。如见大渴、谵语，五六日不大便，转矢气，可用承气汤类下之。如感温病热病，恶寒脉浮，此为外感未去尽，内有邪热者。症见烦躁口渴，面赤唇焦，口舌生疮，胸膈烦热，咽痛，便秘溲赤，脉滑数。方用凉膈散（连翘 18g，栀子 5g，黄芩 5g，薄荷 5g，大黄 9g，芒硝 9g，炙甘草 9g，淡竹叶 3g）双解之。

灰色重晕舌

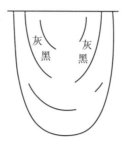

图 65　灰色重晕舌

原文：此瘟病热毒传遍三阴也。热毒传内一次，舌即灰晕一层。毒盛故有重晕，最危之证。急宜凉膈、双解解毒，承气下之。一晕尚轻，二晕为重，三晕必死。亦有横纹二三层者，与此重晕不殊。

注释：此舌为瘟病热毒传遍三阴经（太阴、少阴、厥阴）之象。热毒传内一次，舌即灰晕一层，邪毒盛，故舌显有灰晕。急用凉膈散（连翘 18g，栀子 5g，黄芩 5g，薄荷 5g，大黄 9g，芒硝 9g，炙甘草 9g，淡竹叶 3g）、双解散解毒，大承气汤（大黄 12g，芒硝 6g，厚朴 24g，枳实 12g）攻下其毒。舌见一层灰晕，病尚轻；二层灰晕，邪毒深入，为重；三层灰晕，邪毒更深入脏气，必死。另亦有横纹二三层者，与此重灰晕舌不同，另当别论。

灰黑干刺舌

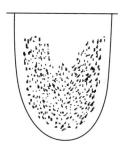

图 66　灰黑干刺舌

原文：灰黑舌中又有干刺，而见咽干、口燥、喘满，乃邪热结于少阴，当下之。然必待其转矢气者，方可下。若下之早，令人小便难。

注释：此舌灰黑中又有干刺，是邪热结于少阴之象。症见咽干，口燥，喘满。然而，必须待其腹转矢气后方可用药下之。选用大承气汤（大黄12g，芒硝10g，厚朴24g，枳实12g）峻下热结。如下之过早，会使小便难解。

灰黑尖舌

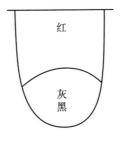

红

灰黑

图 67　灰黑尖舌

原文： 已经汗解而见舌尖灰黑，有宿食未消，或又有饮食邪热复盛之故，调胃承气汤下之。

注释： 伤寒发汗解表后而见舌尖灰黑，是内有宿食未消，或又伤饮食、夹邪热复盛之故。症见恶热口渴，便秘，腹满拒按，脉滑数。方用调胃承气汤（大黄 12g，芒硝 10g，甘草 6g）缓泄热结。

病案 15： 徐某，男，65 岁。患者素有便秘史，前日因感风寒，致头痛发热，恶寒无汗，鼻塞流清涕，肢节酸痛，经解表发汗后诸症减轻，但便秘艰涩难下，努挣多时，始遗二三枚，其硬如石，肛周胀痛，口苦口渴。自服泻火解毒药，大便不但不解，反而左少腹硬痛，口渴甚，舌尖由红变灰黑，脉沉而细数。腹诊：腹皮薄弱，左腹硬痛，按之似结粪样。分析患者年高津血不足，难以滋润大肠，又因津液亏虚，长有便秘史，又加发汗解表更伤津液，又误服解毒泻火药，使邪盛正虚。脉细为血少之象，数为火旺之象。治宜泄热生津并施，二法不可或缺，如此则邪热可去，津液可复。

拟方调胃承气汤加味（大黄 12g，芒硝 10g，甘草 6g，当归 15g，玄参 30g，生地 30g，麦冬 15g，肉苁蓉 30g，火麻仁 30g，瓜蒌仁 30g）。3 剂，泻下硬粪甚多，肛周胀痛随失。其后之治，专以养血滋阴为主，虽为不急之务，然须持之以恒。方拟归芍地黄汤加减（当归 15g，白芍 15g，生地 24g，山药 15g，山茱萸 15g，丹皮 10g，茯苓 10g，黄精 20g），连服 14 剂，大便正常，再无便秘之患。

灰黑尖干刺舌

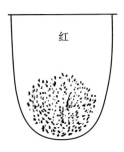

红

图 68　灰黑尖干刺舌

原文：舌尖灰黑有刺而干，是得病后犹加饮食之故。虽证见耳聋、胁痛、发热、口苦，不得用小柴胡，必大柴胡或调胃承气加消导药，方可取效。

注释：此舌为患病后又加饮食不节制所伤之象，症虽见耳聋、胁痛、发热、口苦或呕不止，心下满痛或痞硬，大便不解，脉弦有力，但不能用小柴胡汤，因此时邪已不在少阳，已转入阳明经。方宜用大柴胡汤（柴胡 12g，白芍 9g，黄芩 9g，枳实 9g，大黄 6g，生姜 15g，大枣 4 枚，半夏 9g）和解少阳，内泄热结，或用调胃承气汤（大黄 12g，芒硝 10g，甘草 6g）缓泄热结，加消导类药（麦芽、神曲、山楂、槟榔、鸡内金、莱菔子等）可取效。

灰中墨滑舌

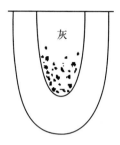

灰

图 69　灰中墨滑舌

原文：淡淡灰色，中间有滑苔四五点如墨汁。此热邪传里，而中有宿食未化也，大柴胡汤。

注释：热邪传里而腹中有宿食未消化，故舌淡淡灰色中间有滑苔四五点如墨汁样。症见往来寒热，胸胁苦满，呕吐不止，胸下痞硬，大便不解，或胁热下利，脉弦有力。方用大柴胡汤（柴胡12g，白芍9g，黄芩9g，枳实9g，大黄6g，生姜15g，大枣4枚，半夏9g），和解少阳，内泄热结。

方解：大柴胡汤虽治太阳阳明合病，但毕竟仍以少阳为主，病入阳明化热为次。故首先应以和解少阳为主，兼泄阳明之热。方用小柴胡汤之柴胡、黄芩，和解少阳为主；选用小承气汤之大黄、枳实，泄阳明实热为辅，并有杜绝热邪全入阳明成腑实证之意；因少阳化热，肝胆相表里，胆热及肝，木乘中土，故加入白芍助柴胡、黄芩清肝胆，加入半夏和胃降浊以治呕逆不止，重用生姜合大枣，既助半夏和胃止呕，又能调营卫而和诸药。诸药合用，共奏和解少阳、泄下阳明之功。

灰黑多黄根少舌

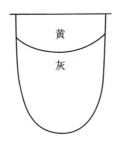

图 70 灰黑多黄根少舌

原文：舌灰色而根黄，乃热传厥阴，而胃中复有停滞也。伤寒六七日不利便，发热而利、汗出不止者死，正气脱也。

注释：此舌为邪热已传入厥阴，而胃中又有食物停滞之象。厥阴病是以虚寒为病根。热邪入厥阴，自里迫虚阳上亢，为寒之极，寒极似阳，故反有热候，所以舌灰色而根黄。伤寒六七日不利便，如发热而利、汗出不止，是津液亏耗，正气虚脱，恐变坏证、恶证之候，慎之。

边灰中紫舌

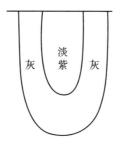

图 71 边灰中紫舌

原文：舌边灰黑而中淡紫，时时自啮舌尖为爽，乃少阴厥气逆上，非药可治。

注释：少阴厥气逆上之绝证，故舌边灰黑而中淡紫，时时自啮舌尖为爽。少阴病可有二死，只有一生。阳息者死，阴脱者亦死，故死有二因。阳盛阴虚者，原可壮水以制火，于阳证可用此法，用于阴阳俱虚之少阴证则发促其死。阴虽虚，亦只有生阳复阴之一道，故生者只有一法。此舌是少阴厥气逆上证也，非药可治。

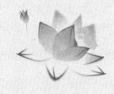

红色舌总论

夫红舌者，伏热内蓄于心胃，自里而达于表也。仲景云：冬伤于寒，至春变为温病，至夏变为热病，故舌红而赤。又有瘟疫疫疠，一方之内，老幼之病皆同者，舌亦正赤而加积苔也。若更多食，则助热内蒸，故舌红面赤，甚者面目俱赤而舌疮也。然病有轻重，舌有激甚。且见于舌之根尖中下左右，疮蚀胀烂，瘦细长短，种种异形，皆瘟毒火热蕴化之所为也。其所治亦不同，当解者，内解其毒；当砭者，砭去其血。若论汤液，无过大小承气、黄连解毒、三黄石膏等。比类而推可也。

纯红舌

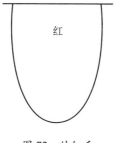

图 72　纯红舌

原文： 舌见纯红色，乃瘟疫之邪热初蓄于内也。宜败毒散加减，或升麻葛根汤等治之。

注释： 瘟疫之邪热初蓄于内，故舌纯红。症见憎寒壮热，头项强痛，四肢酸痛，咳嗽有痰，目赤流泪，口渴，脉浮数有力。方用败毒散（柴胡 9g，前胡 9g，川芎 9g，枳壳 9g，羌活 9g，独活 9g，茯苓 9g，桔梗 9g，人参 9g，甘草 5g，生姜 3g，薄荷 5g）加减，发汗解表，散风祛湿。或用升麻葛根汤（升麻 10g，葛根 10g，芍药 6g，甘草 3g）等治之。

方解： 败毒散方中羌活、独活辛温发散，通治一身上下之风寒湿邪，为君药；配川芎行血祛风，加强宣痹止痛之效，柴胡辛散解肌，二药以助羌、独活祛外邪而止痛，为臣药；枳壳降气，桔梗开肺，前胡祛痰，茯苓渗湿，以开肺气、除痰湿、止咳嗽，人参扶正气，以鼓邪从汗而解，均为方中之佐药；甘草调和诸药，兼以益气和中，生姜、薄荷发散风寒，皆是佐使之品。诸药合用，共奏益气解表、散风祛湿之功。

红中淡黑舌

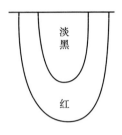

图 73　红中淡黑舌

原文：舌红中见淡黑色而有滑者，乃太阳瘟疫也。如恶寒，有表证，双解散合解毒汤微微汗之，汗罢急下。如结胸、烦躁、直视者，不治。

注释：此舌为太阳瘟疫病，邪热渐渐入里之象。如症见恶寒，有表证，胸膈烦热，口舌生疮，便秘溲赤，咽痛吐衄，脉滑数，可用凉膈双解散（连翘 18g，栀子 5g，黄芩 5g，薄荷 5g，大黄 9g，芒硝 9g，炙甘草 9g，淡竹叶 3g）合解毒汤（黄连 9g，黄芩 6g，黄柏 6g，栀子 9g）微微汗解之，汗罢急下邪热；如症见结胸，烦躁，目直视，是邪毒更深入里，恐变坏证、恶证，难治。

红中焦黑舌

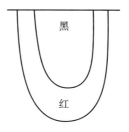

图 74 红中焦黑舌

原文： 舌见红色，中有黑形如小舌，乃瘟毒内结于胃，火极反兼水化也，宜凉膈散。若黑而干硬，以指甲刮之有声者，急用调胃承气汤下之。

注释： 为瘟毒内结于胃，火极反兼水化之象，症见胸膈烦热，口舌生疮，面赤唇焦，便秘溲赤，咽痛吐衄，脉滑数，上、中二焦邪热炽盛之象。方用凉膈散（连翘18g，栀子5g，黄芩5g，薄荷5g，大黄9g，芒硝9g，炙甘草6g，淡竹叶3g）泻火通便。如舌黑而干硬，用指甲刮之有声，急用调胃承气汤（大黄12g，芒硝10g，甘草6g）缓泄热结。

红中黑斑舌

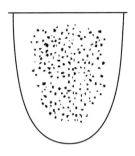

图 75　红中黑斑舌

原文：见小黑斑星于红舌上者，乃瘟热乘虚入于阳明，胃热则发斑也，或身上亦兼有红赤斑者，宜黑参升麻汤、化斑汤等治之。

注释：此舌为瘟热邪气乘虚入于阳明，胃经热盛之象。症见发斑，或身上亦兼有红赤斑，气血均热，发热夜甚，口渴，脉数。宜用黑参升麻汤（黑参 15g，升麻 6g，炙甘草 6g）合化斑汤（生石膏 30g，知母 12g，生甘草 10g，玄参 10g，水牛角 20g，粳米 9g），清气凉血。

方解：化斑汤方中石膏辛、甘、大寒，清泻肺胃而除烦热；知母苦、寒，以清泄肺胃之热，质润以滋其燥；石膏配知母，清热除烦之力尤强；甘草、粳米益胃护津，使大寒之剂而无损伤脾胃之虑；加入凉血滋阴、泻火解毒的玄参，和清热凉血、定惊解毒的水牛角，使清气生津药与凉血解毒药相配，两清气血，使邪热退则血自止，而斑可化，故名"化斑汤"。

红内黑尖舌

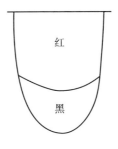

图 76　红内黑尖舌

原文： 舌本红而尖黑者，足少阴瘟热乘于手少阴也，竹叶石膏汤。

注释： 此舌为足少阴肾经之瘟热邪气乘于手少阴心经之象。症见身热多汗，心胸烦闷，口干喜饮，虚羸少气，脉虚大数。方用竹叶石膏汤（人参 6g，淡竹叶 6g，生石膏 50g，麦冬 20g，半夏 9g，粳米 10g，甘草 6g），清热生津，益气和胃。

方解： 竹叶石膏汤治证乃邪热未清，气液已伤所致。故以竹叶、石膏清暑热而泻胃火，共为君药；党参、麦冬益气养阴，为臣药；佐以半夏降逆止呕；使以甘草、粳米调养胃气。合而用之，清热而和胃，补虚而不恋邪，为清补之剂。

病案 16： 钱某，女，85 岁。患者左侧牙龈疼痛半月，昼夜不得眠，呻吟之声不绝。牙不松动，无龋孔。或谓牙根尖炎，或谓胃火盛。静脉滴注消炎药，口服黄连上清丸、牛黄解毒丸、人工牛黄甲硝唑，皆难得减。服强痛定、美散痛，亦仅缓解一时。遂来我所寻求中医治疗。询知大便干秘，数日一行，但腹不胀硬，口干口苦，思冷欲饮，牙龈虽红不肿，舌尖黑内红多裂纹，脉沉细滑，两尺无力。辨证系阳明有余、少阴不足之证。若单纯用苦寒清热，恐有败胃伤阴之弊，况若年岁已高，阴血不足，纵有胃火，亦当滋水清之，岂可苦寒燥之？宜多滋肾益阴，少佐苦寒清降以治。倘若津血得充，阴液得复，则少阴自有归藏之安，阳明绝无亢旺之势。

拟方竹叶石膏汤加味（人参 6g，淡竹叶 6g，生石膏 50g，麦冬 20g，半夏 9g，粳米 10g，甘草 6g，生地 30g，知母 10g，怀牛膝 10g，白芍 10g，肉苁蓉 18g，火麻仁 30g，丹皮 10g，石斛 10g，女贞子 20g），5 剂。

二诊：牙痛减轻甚多，大便已通。继原方再进 7 剂。

三诊：诸症痊愈。嘱其饮食清淡，少辛辣调理。

红色人字纹裂舌

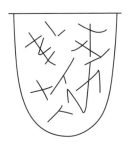

图 77　红色人字纹裂舌

原文：舌红甚而又有纹裂者，阳明热毒熏蒸膈上，故现人字纹也，宜服凉膈汤。如渴甚转矢气者，大承气下之。

注释：此舌为阳明热毒熏蒸膈上之象。症见胸膈烦热，口渴，或便秘溲赤，口舌生疮，面赤唇焦，脉滑数。方用凉膈散（连翘 18g，栀子 5g，黄芩 5g，薄荷 5g，大黄 9g，芒硝 9g，炙甘草 6g，淡竹叶 3g），泻火通便。如渴甚转矢气，大便不通，腹满按之硬，腹痛拒按，脉沉实，方用大承气汤（大黄 12g，芒硝 6g，厚朴 24g，枳实 12g），峻下热结。

红断纹裂舌

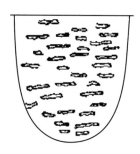

图 78 红断纹裂舌

原文： 相火来乘君位，致令舌红燥而纹裂作痛，宜黄连解毒汤加麦门冬寒润之。

注释： 此舌为相火来乘君位之象。相火，为肝、胆、肾、三焦之阳气。相火过旺则称为"相火妄动"，可导致疾病。若相火妄动，犯其君火，症见大热烦躁，错语不寐，口燥咽干，吐衄发斑，脉数，宜用黄连解毒汤（黄连 9g，黄芩 6g，黄柏 6g，栀子 9g）加麦门冬寒润之，泻火解毒。

方解： 黄连解毒汤为治热毒壅盛三焦的常用方。方中用黄连为主药，以泻心火，兼泻中焦之火；黄芩泻上焦之火，黄柏泻下焦之火，栀子通泻三焦之火，导火下行，共为辅助药。四药合用，苦寒直折，使火邪去而热毒解，诸症可愈。

红内红星舌

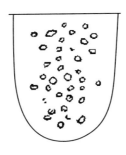

图 79　红内红星舌

原文： 舌见淡红色，又有大红星点如疮瘰者，湿热伤于脾土，罨而欲发黄之候。宜茵陈蒿汤、五苓散选用。

注释： 此舌为湿热伤于脾土，而欲发黄之象。症见一身面目俱黄，腹微满，口渴水入即吐，小便不利，头痛发热，脐下动悸，吐涎沫而头眩或短气而咳，脉沉数或浮。方用茵陈蒿汤（茵陈18g，大黄6g，栀子9g）合五苓散（猪苓9g，茯苓9g，泽泻15g，桂枝6g，白术9g），共奏清热利湿退黄、利水渗湿、温阳化气之功。

方解： 五苓散治外有表证，内停水湿之证。方中重用泽泻为主药，直达膀胱，渗湿利水；辅以茯苓、猪苓之淡渗，增强利水蠲饮之功；佐以白术，健脾以助运化水湿之功；更佐桂枝，一则外解太阳之表，一则温化膀胱之气。五药合用，则水行气化，表解脾健，而蓄水停饮之证可除。

深红虫碎舌

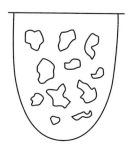

图 80　深红虫碎舌

原文： 舌红更有红点，坑烂如虫蚀之状，乃水火不能既济，热毒炽盛也。不拘日数，宜小承气汤下之。不退，再以大承气汤下之。

注释： 此舌为心（火）肾（水）不能相济，热毒炽盛多日之象。症见谵语便秘，潮热，胸腹痞满，手足漐然汗出，脉滑疾或沉迟有力。方用小承气汤（大黄 12g，厚朴 6g，枳实 9g）轻下热结，若不效，则用大承气汤（大黄 12g，芒硝 6g，厚朴 24g，枳实 12g）峻下热结。

方解： 小承气汤功效轻下热结，除满消痞。痞为自觉胸脘部痞塞，故用枳实消痞散结；满为脘腹部胀满，用厚朴下气除满。二药并治无形之气滞，共为佐使药。实为腹痛拒按、粪块坚硬，方中用大黄苦寒之性以泄热荡积，既能挫其热势，消除病因，又能泻下通便，疗其主证，故为君药。三药共奏泻实、消痞、除满之功。

红色紫疮舌

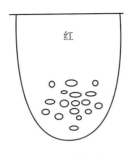

图 81　红色紫疮舌

原文：瘟疫多有此舌，其证不恶寒，便作渴烦躁，或咳痰者，宜解毒汤加黑参、薄荷，并益元散治之。尺脉无者必死，战栗者亦死。

注释：此舌多见于瘟疫病。瘟疫非伤寒，伤寒是感天地之常气所致，而瘟疫是感天地之疠气所致也，具有强烈传染性。《温疫论》明确指出："夫瘟疫之为病，非风、非寒、非暑、非湿，乃天地间有一种异气所感。"症见不恶寒，作渴烦躁，或咳痰，脉滑数有力。方用解毒汤（黄连 9g，黄芩 6g，黄柏 6g，栀子 9g）加黑参、薄荷，泻火解毒，合益元散（滑石 18g，甘草 6g，辰砂 1g），清心祛暑安神。如服药后症不减，尺部无脉或症见战栗者，难治，恐有生命危险。

方解：益元散主治暑湿证，具有清暑利湿之功。方中重用滑石为主药，清热祛暑，滑窍利湿；辅以生甘草泻火解毒，且具和中之性，既缓滑石之寒滑，又可顾护胃气；辰砂质重能镇怯，清心安神。三药合用，共奏清心、祛暑、安神之功。

红中微黄根舌

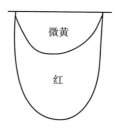

图 82　红中微黄根舌

原文： 热入阳明胃腑，故舌根微黄。若头汗、身凉、小便难者，茵陈蒿汤加栀子、香豉。

注释： 此舌为湿邪与瘀热蕴结于里之象。症见头汗身凉，小便不利，身目俱黄，腹微满，口中渴，脉沉数。方用茵陈蒿汤（茵陈18g，大黄6g，栀子9g）重用栀子、香豉，清热利湿，退黄除烦。

病案 17： 蔡某，男，40岁。患者于2012年感疲乏无力，右胁不适，经某医院检查诊断为"急性黄疸型肝炎"，因黄疸不退，转来我处诊治。现目睛黄，皮肤微黄，心悸，多梦，腹胀便溏，溲黄而短，舌红根微黄，脉弦滑。综上舌、脉、症，辨证属湿热蕴结、肝胆疏泄不利，为热重于湿之阳黄证。治宜清热利湿。方用茵陈蒿汤加味（茵陈30g，炒栀子9g，酒大黄6g，黄柏10g，滑石块20g，茯苓15g，猪苓15g，车前子15g，蒲公英15g）。

连服半月，黄疸消退，溺色不黄，尚感身热，手心热，心悸，腹胀便溏，苔微黄，脉弦滑。在原方中加蒲公英30g，丹皮10g，柴胡10g，六一散10g，陈皮10g，板蓝根15g，白术15g。

再服一月诸症均减，但仍疲乏，手足心热，口干不欲饮，肠鸣矢气，牙龈出血，苔薄白，脉弦滑。肝功能检查：丙氨酸氨基转移酶正常，麝香草酚浊度试验 8U，麝香草酚絮状试验（−）。原方加玄参 15g，小蓟 18g，生地 18g，太子参 30g，白术 15g，山药 18g，扁豆 15g，大黄 6g。上方服 28 剂，症状基本消失，肝功能正常，随访两年病未复发。

红中微黄滑舌

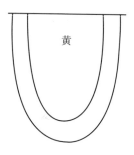

图 83 红中微黄滑舌

原文：病五七日，舌中有黄苔，是阳明证。如脉沉实谵语，虽苔滑，宜大柴胡汤；若干燥者，此内邪热盛，急用大承气汤下之。

注释：如病五七日，舌中有黄苔，是邪热入于阳明里证之候。若脉沉实，苔黄滑，此系少阳、阳明合病，症见胸胁苦满，呕不止，郁郁微烦，心下满痛或痞硬，大便不解或协热下利，脉弦有力。方用大柴胡汤（柴胡12g，白芍9g，黄芩9g，枳实9g，大黄6g，生姜15g，大枣4枚，半夏9g）和解少阳，内泄热结。如邪热不在少阳已入阳明，内邪热盛，苔必干燥，症见潮热谵语，频转矢气，大便不通，手足汗出，腹满按之硬，苔变黄燥或焦黄起刺，脉迟而滑或沉迟有力。急用大承气汤（大黄12g，芒硝6g，厚朴24g，枳实12g）峻下热结。

红长胀出口外舌

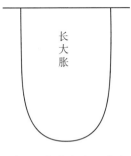

图 84　红长胀出口外舌

原文：舌长大胀出口外，是热毒乘心，内服泻心汤；外砭去恶血，再用片脑、人中黄掺舌上，即愈。

注释：热毒乘入心包经，故舌长大胀出口外。症见大热烦躁，口燥咽干，错语不眠，或衄血，吐血，发斑，黄疸，脉数有力。内服泻心汤（大黄15g，黄连9g，黄芩9g），泻火解毒，燥湿泄痞；在舌尖边外砭去恶血，再用冰片、人中黄掺于舌上，几日即愈。

病案18：陈某，男，32岁。患者平素喜食辛辣食物，今齿龈红、肿、痛，出血近1个月，不能咀嚼食物，更不能刷牙。持续服消炎药、维生素C等，症不见轻，遂求服中药。望其面色红润，舌长大胀出口外，尖边红，苔薄黄，齿龈嫩红，齿缝中有深红色血迹，无脓。询知口臭思冷，心烦头晕，消谷善饥，二便正常。腹诊无压痛，诊其脉，沉滑略数。观其舌、脉、症，知为胃火伤络证，因过食辛辣厚味，使胃火炽盛，气血悖逆，络脉损伤而衄。故宜清胃降火，凉血止血。方拟泻心汤加味（大黄 15g，黄连 9g，黄芩 9g，甘草 10g，生石膏 50g，丹皮 9g，当归 9g，生地 30g），7 剂，药后痊愈。

红舔舌

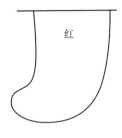

图 85 红舔舌

原文：舌频出口，为弄舌。舔至鼻尖上下或口角左右者，此为恶候。可用解毒汤加生地黄，效则生，不效则死。

注释：见此舌频出口者，为弄舌。舌舔至鼻尖上下或口角左右者，此为邪毒至深之象。症见大热烦躁，口燥咽干，错语不眠，或热病吐血、衄血，或热甚发斑，身热下利，湿热黄疸，小便黄赤，脉数有力。方用解毒汤（黄连9g，黄芩6g，黄柏6g，栀子9g）加生地，泻火解毒。服药后舌、症减轻可救，反之无救。

方解：本方为治疗热毒壅盛三焦的常用方。火热毒盛，充斥三焦，故用黄连泻心火，兼泻中焦之火，为主药；黄芩泻上焦之火，黄柏泻下焦之火，栀子通泻三焦之火，导火下行；加生地滋阴凉血，防苦寒伤阴。诸药合用，使火邪去而热毒解，阴液不伤，诸症可愈。

红痿舌

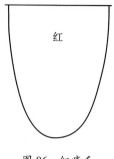

图 86　红痿舌

原文：舌痿软而不能动者，乃是心脏受伤。当参脉证施治，然亦十难救一也。

注释：舌见痿软而不能动，乃是邪毒已伤及心脏之象。"舌为心之苗"，舌痿软而不能动乃心绝。如症见气短懒言，汗多神疲，脉虚数，宜当用参脉散（人参 9g，麦冬 9g，五味子 6g）主之。心主神明，中医尤其注重人体的精气神，今"神"都没有了，救治已难有希望。

方解：参脉散治证乃因热伤气阴所致。方中用人参，补肺益气以生津，为主药；辅以麦冬，养阴清热以生津；五味子敛肺止汗而生津。三药合用，一补一清一敛，共成益气养阴、生津止渴、固表止汗之功，使气复津回，汗止而阴存。

红硬舌

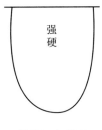

图 87　红硬舌

原文：舌根强硬失音，或邪结咽嗌以致不语者，死证也。如脉有神而外证轻者，可用清心降火去风痰药，多有得生者。

注释：此舌根强硬失音，或邪毒结于咽嗌以致不能言语，为恶候证，不治。如脉有神而外证轻者，可用清心降火去风痰药。黄连、竹叶、麦冬、生地、水牛角、玄参、栀子、赤芍、丹皮、牛黄、胆南星、石菖蒲、大黄等主之，可有救也。

红尖出血舌

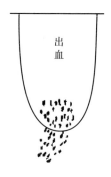

出
血

图 88　红尖出血舌

原文： 舌上出血如溅者，乃心脏邪热壅盛所致，宜犀角地黄汤加大黄、黄连辈治之。

注释： 此舌为心经邪热壅盛之象。症见吐血、衄血、便血、溲血，胸中烦痛，昏狂谵语，斑色紫黑，脉数有力。宜用犀角地黄汤（水牛角 1.5～3g，生地 24g，芍药 12g，丹皮 9g）加大黄、黄连类药，清热解毒，凉血散瘀。

方解： 犀角地黄汤专为瘟热之邪燔于血分而设。方中水牛角清营凉血、清热解毒，为君药；生地清热凉血，协助水牛角清解血分热毒，并能养阴，为臣药；赤芍、丹皮清热凉血，活血散瘀，既能增强凉血之功，又可防止瘀血停滞，并为佐使药。四药合用，清热之中兼以养阴，使热消血宁而无耗血之虑；凉血之中兼以散瘀，使血止而无留瘀之弊。共奏清热解毒、凉血散瘀之功。

红中双灰干舌

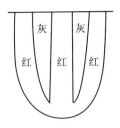

图 89　红中双灰干舌

原文： 瘟热病而舌见两路灰色，是病后复伤饮食所致。令人身热谵语，循衣撮空。脉滑者，一下便安；如脉涩，下出黑粪者，死。

注释： 此舌为温热病后复伤饮食之象，症见身热谵语，循衣撮空，腹硬便秘。如脉滑者，可用大承气汤（大黄 12g，芒硝 6g，厚朴 24g，枳实 12g）下之便安；如脉涩、下出黑粪者，是邪不去、毒更深入，恐变恶证、坏证，难治。

红尖白根舌

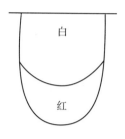

图 90　红尖白根舌

原文：红尖是本色，白苔为表邪。如恶寒、身热、头痛，宜汗之；不恶寒、身热、烦渴者，此太阳里证也，五苓散两解之。

注释：太阳表证，故舌尖红、苔白。如症见恶寒、身热、头痛、无汗而喘，脉浮紧，宜汗之，方用麻黄汤（麻黄9g，桂枝6g，杏仁9g，炙甘草3g）加味，发汗解表，宣肺平喘；如症见不恶寒、身热、烦渴欲饮，或水入即吐，小便不利或水肿，泄泻，吐涎沫而头眩，短气而咳，脉浮，为太阳表证内停水饮，方用五苓散（猪苓9g，茯苓9g，白术9g，泽泻15g，桂枝6g），利水渗湿，温阳化气。

方解：麻黄汤是《伤寒论》治太阳伤寒表实证之方。方中麻黄发汗解表以散风寒，宣利肺气以平喘咳，为君药；桂枝发汗解肌，温经散寒，既助麻黄发汗解表，又除肢体疼痛，为臣药；杏仁宣畅肺气，助麻黄平喘，为佐药；炙甘草调和诸药，为使药。四药配伍，共奏发汗散寒、宣肺平喘之效。

红战舌

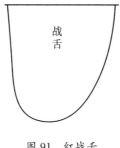

图91　红战舌

原文：舌战者，颤掉不安，蠕蠕瞤动也。此证因汗多亡阳，或漏风所致。十全大补、大建中汤选用。

注释：战舌是指舌颤掉不安，蠕蠕瞤动，因汗多亡阳或漏风所致。漏风，古病名又称酒风，因酒后感受风邪所致。《素问·风论》曰："饮酒中风，则为漏风。"《备急千金要方》曰："因醉取风，为漏风，其状恶风、多汗，少气，口干善渴，近衣则身如火烧，临食则汗流如雨，骨节懈惰，不欲自劳。"脉细弱缓，方用十全大补汤（人参6g，肉桂3g，川芎6g，地黄12g，茯苓9g，白芍9g，甘草3g，黄芪12g，当归9g，白术9g）温补气血或大建中汤（人参6g，蜀椒6g，干姜12g，饴糖30g）治之。

方解：大建中汤主证为脘腹剧痛，系由中阳虚弱、阴寒之气上逆所致。故方中饴糖甘温入脾，具有建中温阳补虚、缓急止痛之功，重用为君药；党参甘温，补中扶正，干姜辛热，温中散寒，和胃止呕，二药配合，寓有理中之含义，均为臣药；

更以辛热之蜀椒为佐使药，以其有彻上彻下之功，并可逐寒温胃、散积杀虫，又可调饴糖之甘腻，合而成为建中温阳补虚、降逆止痛之剂，使中阳建立、寒去温回，则痛逆自平。

红细枯长舌

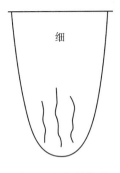

图 92　红细枯长舌

原文： 舌色干红而长细者，乃少阴之气绝于内，而不上通于舌也。纵无他证，脉再衰绝，朝夕恐难保矣。

注释： 少阴心肾两经气绝于内，不能上通于舌，故舌色干红而长细，属心肾脏气已绝之象。纵无其他证候，如脉再衰绝，见此舌无药可救，生命难保。

少阴病的特征为脉微细，但欲寐。当代谢机能的沉衰达到相当程度时，体内产热和血液功能受此影响而大为减弱，脉微细即为其应；营养失调，大脑皮层有不能自持的现象，故但欲寐。但少阴证津虚血少，若热化太过，反致虚热变证。

红短白泡舌

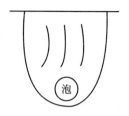

图 93　红短白泡舌

原文：口疮，舌短有疱，声哑，咽干，烦躁者，乃瘟疫强汗，或伤寒未汗而变此证。宜用黄连犀角汤、三黄石膏汤选用。

注释：瘟疫病强发汗或伤寒病未经汗解而变此证，故舌短有疱，口生疮，声哑，咽干，烦躁不寐，面赤鼻干，谵语鼻衄，发黄、发疹、发斑，舌燥大渴，脉洪数。方用黄连犀角汤（黄连 6g，水牛角 3g，乌梅 4 个，木香 3g）清热杀虫，或三黄石膏汤（生石膏 30g，黄芩 9g，黄连 9g，黄柏 9g，栀子 9g，麻黄 9g，淡豆豉 10g，生姜 6g，大枣 9g，细茶小撮）表里双解。

方解：三黄石膏汤治瘟疫病，表里三焦大热不解。夫疫之来，必从口鼻而入，鼻气通于肺，口气通于胃，肺胃为受邪之薮（sǒu）。故方中重用石膏，以清肺胃，以杜其传化之源；黄芩清上焦之火，黄连清中焦之火，黄柏清下焦之火，栀子通泻三焦之火，使之下行；里热既清，表尚未解，故以麻黄、淡豆豉发汗解毒，一行于肺，一行于胃，如是则表里均解也；用姜、枣，亦不过扶正散邪；细茶清肃上焦。上药合用，共奏表里双解之功。

边红通尖黑干舌

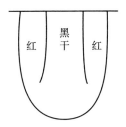

图 94 边红通尖黑干舌

原文：瘟病不知调治，或不禁饮食，或不服汤药，而致舌心干黑。急下一二次，少解再下，以平为期。

注释：瘟病不知调治，或不禁饮食，或不服汤药，而致邪毒深入，故舌心干黑。症见口渴便秘，频转矢气，大便不通，腹硬满痛，疼痛拒按，脉滑数。急用调胃承气汤（大黄12g，芒硝10g，甘草6g），缓泄热结。下一二次后，少时再下，以症减、脉平为期。

红尖紫刺舌

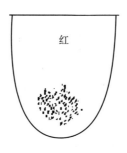

图95 红尖紫刺舌

原文： 汗后食复而见红尖紫刺，证甚危急，枳实栀子豉汤加大黄下之。仍刮去芒刺，不复生则安，再生则危。

注释： 发汗后饮食不禁而出现舌红尖紫刺，症危急甚者，方用枳实栀子豉汤（枳实6g，栀子3g，淡豆豉9g）加大黄下之。下后刮去舌尖芒刺，见芒刺不再复生，是邪去证轻转安；如芒刺刮去再生，则邪更入里，恐变坏证、恶证，危及生命。

方解： 枳实栀子豉汤中，栀子色赤入心、苦寒能降，善引上焦心肺之烦热下行；豆豉气香而腐，其性凉而成热，其味甘而变苦，故能除热化腐，宣发上焦之邪；枳实行气散结，消痞降满；加大黄苦寒泄热通便，荡涤肠胃。四药合用，使三焦邪热从下而解。

红尖黑根舌

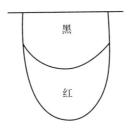

图 96　红尖黑根舌

原文：瘟疫二三日，舌根灰黑，急用凉膈、双解微下之。至四五日后，火极似水，渐变深黑，下无济矣。若邪结于咽，目瞑脉绝油汗者，一二日内死。

注释：感瘟疫病二三日，故见舌根灰黑。症见胸膈烦热，口渴，面赤唇焦，口舌生疮，便秘溲赤，脉滑数。急用凉膈散（连翘 18g，栀子 5g，黄芩 5g，薄荷 5g，大黄 9g，芒硝 9g，炙甘草 9g，淡竹叶 3g）泻火通便。如至四五日后，疫毒入里，火极似水，舌渐变深黑，再下时已无济于事。如瘟疫毒邪结在咽喉，症见目瞑、脉绝、身出油汗，乃脏气已绝，一二日内死，无药可救。

红嫩无津舌

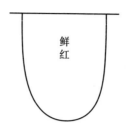

鲜红

图 97　红嫩无津舌

原文： 汗下太过，津液耗竭，而舌色鲜红柔嫩如新生，望之似润，而实燥涸者，生脉散合人参三白汤治之。然多不应也。

注释： 发汗太过，津液耗竭，故舌色鲜红柔嫩如新生，望之似润，而实燥涸无津。症见汗多神疲，咽干口渴，气短懒言或饮不解渴，脉虚数或浮大而芤者。方用生脉散（人参 9g，麦冬 9g，五味子 6g）益气生津、敛阴止汗，合人参三白汤（白术 4.5g，白芍 4.5g，白茯苓 4.5g，人参 4.5g，柴胡 9g，川芎 3g，天麻 1.5g）主之。然而效果不甚理想。

津液是人体一切正常水液的总称，其质地清晰，流动性大。分布于体表皮肤肌肉和孔窍等部位，起滋润作用者称为"津"；质地稠厚，流动性小，灌注于骨节、脏腑、脑、髓等组织，起濡养作用者，称为"液"。

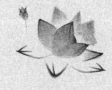

紫色舌总论

紫舌苔者，酒后伤寒也。或大醉露卧当风，或已病而仍饮酒，或感冒不服药，而用葱姜热酒发汗，汗虽出而酒热留于心包，冲汗经络，故舌见紫色，而又有微白苔也。苔结舌之根尖，长短厚薄，涎滑干焦，种种不同，当参其源而治之。

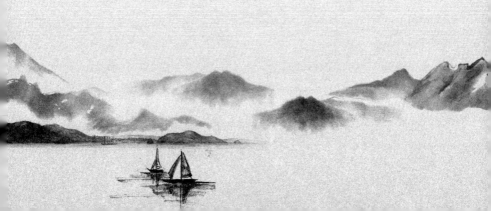

纯紫舌

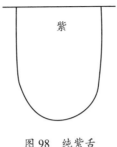

图 98　纯紫舌

原文： 伤寒以葱酒发汗，酒毒入心，或酒后伤寒，皆有此舌。宜用升麻葛根汤加石膏、滑石。若心烦懊恼不安，栀子豉汤，不然必发斑也。

注释： 感受伤寒，误以葱酒发汗，使酒毒入心经，或饮酒后身感伤寒病，皆有此舌象。症见身热恶风，头痛身痛，咳嗽喷嚏，目赤流泪，口渴溲赤，脉浮数。宜用升麻葛根汤（升麻 10g，干葛 10g，芍药 6g，甘草 3g）加石膏 30g，滑石 15g，清热解肌透疹。如症见心烦懊恼不安，方用栀子豉汤（栀子 9g，淡豆豉 15g）清热除烦。如迟治，邪热入里更甚，身必发斑，慎之。

方解： 升麻葛根汤方中升麻解肌透疹而解毒，葛根解肌透疹而生津，二药配伍，不但增强了辛凉解肌之力，而且加强了透疹解毒之功；赤芍清热凉血之中有活血作用，以清解血络热毒；炙甘草调和诸药。四药配伍，共奏解肌透疹、凉血解毒之功。

紫中红斑舌

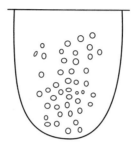

图 99　紫中红斑舌

原文：舌浑紫而又满舌红斑，或浑身更有赤斑者，化斑汤、解毒汤，俱加葛根、黄连、青黛。有下证者，凉膈散。

注释：此舌浑紫而又满舌红斑，或浑身更有赤斑者，是三焦热盛。症见大热烦忧，错语不寐，或吐衄发斑，发热夜甚，色赤口渴，脉数。方用化斑汤（生石膏 30g，知母 12g，玄参 10g，水牛角 2g，粳米 9g，甘草 10g）合解毒汤（黄连 9g，黄芩 6g，黄柏 6g，栀子 9g），加葛根、黄连、青黛，清气凉血，泻火解毒。如见大便不畅，便秘，溲赤，胸膈烦热，口舌生疮，脉滑数，方用凉膈散（连翘 18g，栀子 5g，黄芩 5g，薄荷 5g，大黄 9g，芒硝 9g，炙甘草 9g，淡竹叶 3g）泻火通便。

病案 19：孔某，男，21 岁，学生。患者患流行性腮腺炎，肿痛消退之翌日，光头在烈日下做体育运动后，鼻衄如泉，塞堵鼻腔则血从口溢，急到医院就诊，内服外用，尽施其技，至晚鼻衄始止。翌日晨起，血出依旧，且四肢肌肤紫斑甚多，血小板 $4.5×10^9$/L，诊断为血小板减少性紫癜。住院后，用纱布填充鼻腔止血，口服强的松 30mg，并静脉滴注强的松龙，鼻血迅速得止。然激素减量，鼻血复出；激素加量，出血又止。虑其不能根治，出院求服中药。

刻下见：患者面部丘疹密布，色赤如朱，口咽干燥，鼻腔灼痛，善饥纳多，思冷饮，大便不干，腹诊无压痛，舌质红斑、中心苔紫，脉象数滑。观其舌、脉、症，知为邪热入营、迫血妄行，火性炎上，络脉损伤，故肌肤紫斑，衄于鼻。今出血已多，阴分亏损。治当益阴抑阳，清热凉血。

方拟化斑汤加减（生石膏 50g，知母 12g，玄参 30g，水牛角 2g，粳米 9g，生地黄 30g，赤芍 10g，丹皮 10g，山药 15g，地骨皮 15g，白薇 10g，芦根 30g，麦冬 10g，紫草 10g，甘草 10g），7 剂。

二诊：衄血未见再出，鼻腔灼热疼痛消失，口咽干燥亦止，诸疹斑渐少，血小板上升至 $110×10^9/L$。守方续服半月，诸症消失痊愈。

紫上白滑舌

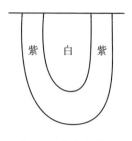

图 100　紫上白滑舌

原文：舌紫而中见白苔者，酒后感寒，或误饮冷酒所致。亦令人头痛、恶寒、身热。随证解表可也。

注释：此舌为酒后感风寒邪气或误饮冷饮、酒食所致。症见头痛，恶寒，身热，无汗，胸膈痞闷，不思饮食，脉浮。方用香苏散加味（香附 12g，苏叶 12g，陈皮 6g，炙甘草 6g，葛根 15g，神曲 12g，桂枝 9g），理气和中，解肌发表。

方解：香苏散方中苏叶为辛温芳香之药，发汗解表，兼有行气之功，为君药；香附开郁散滞，以理三焦之气，为臣药；陈皮理气化滞，以疏理肺脾之气滞，而达理气和中之功，为佐药；甘草甘缓和中，并调和诸药为使药；葛根、桂枝解肌发表，神曲消食和中，共收解肌发表、理气和中之功。

淡紫青筋舌

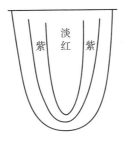

淡
紫　红　紫

图 101　淡紫青筋舌

原文：舌淡紫带青而润，中绊青黑筋者，乃直中阴经。必身凉、四肢厥冷，脉沉面黑。四逆、理中等治之。

注释：此舌为病邪不经过三阳传经而直中三阴经之象。"传经"是指病邪从外侵入，逐渐向里传变，由这一经的证候，传变为另一经的证候。"直中"是指凡病邪初起不从阳经传入，而直入阴经。病邪直中阴经，表现出三阴经的证候，故此舌淡紫带青而润，中绊青黑筋。症必见身凉、四肢厥冷、面黑，或呕吐不渴，腹痛下利，恶寒蜷卧，脉沉。方用四逆汤（附子 12g，干姜 9g，炙甘草 6g），扶阳救里；或用理中汤（人参 9g，干姜 9g，甘草 9g，白术 9g），温中祛寒，补气健脾。

紫上赤肿干焦舌

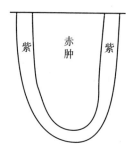

图 102　紫上赤肿干焦舌

原文：舌边紫而中心赤肿。足阳明受邪，或已下，便食酒肉，邪热复聚所致。若赤肿津润，大柴胡微利之。若烦躁厥逆脉伏，先用枳实理中，次用小承气。

注释：此舌为邪入阳明胃经，或已经泻下通便后又食酒肉，致邪热复聚腑内之象。舌中属脾胃，今见赤肿，为邪犯中焦，症见胸胁痞满，腹胀硬，便秘，脉数而滑，宜用大柴胡汤（柴胡 12g，白芍 9g，黄芩 9g，枳实 9g，大黄 6g，生姜 15g，大枣 4 枚，半夏 9g）微利之。若烦躁，厥逆，脉伏，先用枳实理中汤（枳实 12g，干姜 6g，人参 6g，白术 6g，甘草 5g，砂仁 6g，桔梗 6g，厚朴 15g）加大黄 10g，次用小承气汤（大黄 12g，厚朴 6g，枳实 9g）清下热结。

病案 20：叶某，男，年逾六十。患者素患心胃痛，泛酸嗳逆，时轻时重，因事不按时服药，痛减便中断其治。近又疼痛一周，夜间尤甚，且胀满难忍，不得俯仰，蜷卧于床，口干口苦，水谷不食，腹不胀满，大便干秘，二三日始一行。望其面色萎黄，手触心下拒压，舌质紫、中心赤肿，脉沉弦。本例当属血瘀为患。书谓：久痛入络，久痛宿瘀。仲圣云：腹不满，但自称满者，血瘀也。治当宽中行气，逐瘀导滞。

拟方小承气汤加味（大黄 12g，厚朴 15g，甘草 10g，桃仁 9g，赤芍 9g，郁金 10g，五灵脂 10g，生蒲黄 10g），5 剂。

二诊：服后痛益剧，随之大便黑粪甚多，解后痛减乃至消失，胃纳大增。思胃为水谷之海，脾乃生化之脏，今瘀滞已尽，则宜健脾强胃。中土得健，坤德厚载，病从何来？后拟参苓白术散加三棱 9g，莪术 10g，7 剂善后。

紫上黄苔干燥舌

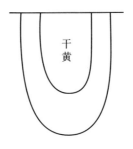

图 103　紫上黄苔干燥舌

原文：嗜酒之人伤于寒，至四五日，舌紫，上积干黄苔者，急用大承气汤下之。如表证未尽，用大柴胡汤。

注释：此舌为嗜酒之人伤于寒，至四五日邪热深入之象。症见潮热谵语，矢气，大便不通，手足濈然汗出，腹满、按之硬，脉沉迟有力或迟而滑。急用大承气汤（大黄 12g，芒硝 6g，厚朴 24g，枳实 12g）峻下热结。如表证未解尽，症见往来寒热，胸胁苦满，呕不止，心下满痛或痞硬，大便不解或协热下利，脉弦有力。方用大柴胡汤（柴胡 12g，白芍 9g，黄芩 9g，枳实 9g，大黄 6g，生姜 15g，大枣 4 枚，半夏 9g）和解少阳，内泄结热。

紫短舌

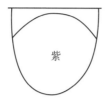

图 104　紫短舌

原文：舌紫短而团圆者，食滞中宫，而热传厥阴也，急用大承气汤下之。下后热退脉静、舌柔和者生；否则死。

注释：此舌为伤食积滞于中宫脾胃，而邪热传入厥阴经之象。症见潮热谵语，频转矢气，下利清水臭秽，脐腹疼痛、坚硬有力，大便不通，口干舌燥，脉滑或数、或沉滑实有力。急用大承气汤（大黄 12g，芒硝 6g，厚朴 24g，枳实 12g）峻下热结。下后热退脉静，舌柔和者生；反之，恐有变证、坏证，危及生命。

病案 21：吴某，男，31 岁。患者素体强壮，近因感于寒，头痛骨楚，恶寒发热。某医用发汗之剂，使其大汗淋漓而热不见退，日晡尤甚，持续于 40℃左右，已一周。请余诊之。入室秽气甚重，患者半裸卧于床，唇焦舌裂，面赤气粗，汗出蒸蒸，询知额痛如裂，大便已五日未行，手触胸腹灼热如烙，脐周胀痛拒压。舌紫短而团圆，苔黄燥，脉沉数滑。观其舌、脉、症，知邪热内盛，食滞中宫，燥屎已成。气血沸腾，胃家实是也。急宜攻下燥屎、抽薪止沸，方拟大承气汤（大黄 12g，芒硝 6g，厚朴 24g，枳实 12g）峻下热结。5 剂，泄泻五六次，当晚症消身凉而安。如此重症，疗效之捷，故效如桴鼓。

紫上黄苔湿润舌

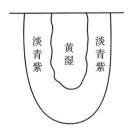

图 105　紫上黄苔湿润舌

原文：舌淡青紫而中有黄湿苔，此食伤太阴也，脉必沉细。心下脐旁按之硬痛或矢气者，小承气加生附子，或黄龙汤主之。

注释：此舌淡青紫而中有黄湿苔，是饮食伤于足太阴脾经之象。脉必沉细。心下、脐旁按之硬痛或矢气，自利清水、色纯青，或大便秘结，神倦少气，身热口渴，神昏谵语，肢厥。方用小承气汤（大黄12g，厚朴6g，枳实9g）加生附子，温阳缓下热结；或用黄龙汤（大黄9g，芒硝6g，甘草3g，厚朴9g，枳实9g，桔梗6g，当归9g，人参6g，生姜3片，大枣2枚），泻下热结，益气养血。

方解：黄龙汤原治热结旁流而兼气血两虚之证，后世医家用治温疫病应下失下、正虚邪实者。方中以大承气汤泄热通便，荡涤肠胃实热积滞，急下以存正气；人参、当归，双补气血，扶正以利祛邪，使下不伤正，为方中主要部分；辅以桔梗开肺气而通肠胃，生姜、大枣、甘草扶胃气并调和诸药，共成攻下扶正之剂。

紫尖蓓蕾舌

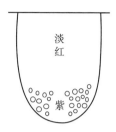

淡
红

紫

图 106　紫尖蓓蕾舌

原文：感寒之后，不戒酒食，而见咳嗽生痰，烦躁不宁，舌色淡紫，尖生蓓蕾。乃酒湿伤胆，味浓伤胃所致也。宜小柴胡汤加减。

注释：此舌淡紫，尖生蓓蕾，是感寒之后不戒酒腻食物，酒湿淫伤肝胆，味浓厚腻食物生痰伤胃所致。症见咳嗽生痰，烦躁不宁，往来寒热，口苦，咽干，目眩，喜呕，脉弦。方用小柴胡汤（柴胡24g，黄芩9g，人参9g，半夏9g，大枣4枚，生姜9g，甘草9g）加减治之。

病案 22：刘某，男，52 岁。患者形体肥胖，平时喜爱喝酒吃肉食，前日患感冒，发热四天，经西医输液，热已渐退，又吃酒肉。第二日，头痛眩晕，往来寒热，口苦咽干，胸腹痞胀，不欲饮食，咳嗽痰多，烦躁不宁，小便赤黄，舌淡紫、尖鲜红点，脉弦滑。因感冒未愈，复吃酒肉食物，以至湿热郁阻少阳，枢机不利，居于表里之间。若鼓邪外出，则上焦得通，津液得下，胃气和顺，其证自解。然湿热之邪郁于少阳，与单纯的少阳病治法不同，宜将宣化、渗利、消滞与和解少阳之剂共冶于一炉，假三焦之道而泄之。拟小柴胡汤加味（柴胡

24g，黄芩 15g，半夏 15g，党参 10g，甘草 6g，杏仁 10g，生薏苡仁 15g，陈皮 10g，滑石 18g，炒麦芽 3g，炒神曲 3g，炒山楂 3g，苏叶 10g，葛花 15g，炒扁豆 15g），5 剂。

二诊：诸证减轻，胃纳增加，大便 1 日 1 次，舌不鲜红，苔仍厚腻，脉弦滑，遂将原方柴胡减量为 15g，减去苏叶，7 剂，痊愈。

熟紫老干舌

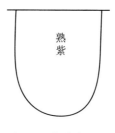

图 107　熟紫老干舌

原文： 舌全紫如煮熟者，乃热邪传入厥阴。至笃之兆，当归四逆汤。

注释： 此舌为邪热传入厥阴，邪深更盛之象。症见手足厥冷，腰、股、腿、足疼痛，脉欲绝或沉细。宜用当归四逆汤（当归 12g，桂枝 9g，芍药 9g，细辛 3g，通草 6g，大枣 8 枚，甘草 6g），温经散寒，养血通脉。

方解： 当归四逆汤即桂枝汤去生姜，倍大枣，加当归、通草、细辛而成。当归辛、苦、甘、温，补血和血，是补养肝血之要药，为君药；配用芍药养血和营，桂枝温通血脉，加强君药温养血脉作用，为臣药；细辛能鼓动阳气，外温经脉，内温脏腑，与当归、芍药、桂枝合用，能通达表里、上下、内外，使寒邪无处藏身，从而四末得温，痹病可除，又加通草能通血脉、利关节，其寒性能防止桂枝、细辛温燥之性，耗伤阴血之弊，共为佐药；大枣、炙甘草补益脾胃，调和诸药，亦为佐药。诸药配伍，使阴血充，客寒除，阳气振，经脉通，手足温而脉道复。

淡紫带青舌

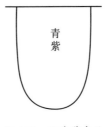

青
紫

图 108　淡紫带青舌

原文：舌色青紫无苔，且滑润瘦小，为直中肾肝阴证。吴茱萸汤、四逆汤急温之。

注释：此舌青紫无苔，且滑润瘦小，是邪热直中肝肾阴经之象。症见食谷欲呕，胸膈满闷，脘腹疼痛，干呕吐涎沫，头痛，手足厥冷，恶寒蜷卧，脉微细或弦细。方用吴茱萸汤（吴茱萸 9g，人参 9g，大枣 4 枚，生姜 18g）温中补虚，降逆止呕，合四逆汤（附子 12g，干姜 9g，炙甘草 6g）回阳救逆。

方解：吴茱萸汤方中用辛热之吴茱萸温脾胃、肝肾，且有下气降逆、止痛止呕作用，一药而三证皆宜，故为君药；证候既为虚寒，法当温补，故又用人参温中补虚，且能生津，兼顾吐利所伤津液，为臣药；选呕家圣药生姜，可以辛散温胃、降逆止呕，加强君药降逆止呕散寒之作用，大枣甘缓和中，既缓吴茱萸、生姜辛温燥性，又助人参补虚扶正，生姜、大枣还能调和营卫，共为佐药。如此配伍，共奏温中补虚、消阴壮阳之功，使逆气平，呕吐止，余症亦除。

病案 23：周某，男，54 岁。患者呕吐已历月余，日不间断，有时吐出物系前日所食之物，朝食暮吐，或暮食朝吐。在乡医院服药多日，毫不见效。家人陪同来我所救治。刻下见患者形容憔悴，询知呕吐物多为清水，少有食物，手足不温，胃脘作痛，吞酸嘈杂，头痛，舌淡青紫，脉微细或弦细。观上述已知是脾胃虚寒、浊气上逆诸证。急拟方吴茱萸汤加味（吴茱萸 9g，人参 9g，大枣 4 枚，生姜 18g，附子 15g）温中补虚，五剂。

二诊：呕吐止，手足转温。知方已对症，法不更方，续原方减附子 9g，加砂仁 3g，7 剂。呕吐未发，后以香砂六君子汤调养善后。

淡紫灰心舌

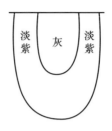

图 109　淡紫灰心舌

　　原文：舌淡紫而中心带灰，或青黑，不燥不湿者，为邪伤血分。虽有下证，只宜犀角地黄汤加酒大黄微利之。

　　注释：邪热入里，伤于血络，迫血妄行，上溢吐衄，故舌淡紫而中心带灰，或青黑，不燥不湿，须有腹硬满痛、大便不畅的里实证。但不可单用下法，只宜用犀角地黄汤加酒大黄（水牛角 1.5～3g，生地 24g，芍药 12g，丹皮 9g），清热解毒，凉血散瘀，微利腑实。

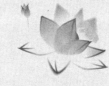

霉酱色苔舌总论

霉酱色苔者，乃夹食伤寒。一二日间即有此舌，为寒伤太阴，食停胃腑之证。轻者苔色亦薄，呕腹痛，不下利，桂枝汤加橘、半、枳、朴，痛甚加大黄，冷食不消加干姜、厚朴。其苔色厚而腹痛甚不止者，尤危。舌见酱色，乃黄兼黑色，为土邪传水，证必唇口干燥、大渴。呕用下夺，鲜有得愈者。

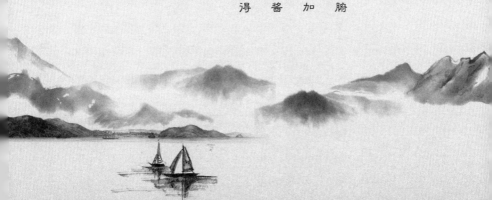

纯霉酱色舌

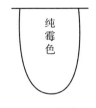

图 110　纯霉酱色舌

原文：舌见霉色，乃饮食填塞于胃，复为寒邪郁遏，内热不得外泄，湿气熏蒸，罨而变此色也。其脉多沉紧，其人必烦躁腹痛，五七日下之不通者，必死。太阴少阴气绝也。

注释：此舌为饮食填塞于胃，又复感寒邪郁遏，内热不得外泄，湿气熏蒸之象。症见烦躁腹痛，便秘，手足厥逆，脉多沉紧，或沉弦紧。先用枳实理中丸（枳实 10g，干姜 9g，人参 9g，白术 9g，甘草 9g），次用小承气汤（厚朴 6g，枳实 9g，大黄 12g）下之。如病五七日，下后大便不通，邪毒更深入，是太阴、少阴气绝也，恐难治。

方解：枳实理中丸主治太阴脾胃虚寒证。方中党参甘温入脾，补中益气，强壮脾胃，为君药；本证系由虚致寒，寒者热之，干姜辛热，温中而扶阳气，故以为臣药；脾虚则生湿，以甘、苦、温之白术为佐，燥湿健脾。三药一补一温一燥，配合甚当。炙甘草为使，补中扶正，调和诸药，再加枳实以助白术燥湿健脾、除痞满、逐痰饮。诸药合用，共奏温中祛寒、补益脾胃、除痞满、止痛之功。

中霉浮厚舌

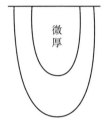

微厚

图 111　中霉浮厚舌

原文：伤寒不戒荤腻，致苔如酱饼浮于舌中，乃食滞中宫之象。如脉有胃气，不结代，嘴不尖，齿不燥，不下利者，宜用枳实理中汤加姜汁炒川连。若舌苔揩去复长仍前者，必难救也。

注释：感伤寒病不戒荤腻，乃食滞中宫脾胃，致苔如酱饼浮于舌中。如脉有胃气，不结代，嘴不尖，齿不干燥，不下利者，方用枳实理中汤（枳实 10g，干姜 9g，人参 9g，白术 9g，甘草 9g，砂仁 6g，桔梗 6g，厚朴 9g）加姜汁炒川连。如服药后，舌苔揩去复长如前者，是邪未去更深入，必难救也。

方解：枳实理中汤主治太阴脾胃虚寒证。故方用党参，甘温入脾，补中益气，强壮脾胃，为君药；本证系由虚致寒，寒者热之，干姜辛热温中而扶阳气，故以为臣药；脾虚则生湿，以甘苦温之，白术为佐，燥湿健脾。三药一补一温一燥，配合甚当。再用炙甘草为使，补中扶正，调和诸药。若夹身中有形之痰湿，互结不散，则为实，故加枳实破气下痰，砂仁芳香行气健脾，厚朴宽胸下气，桔梗升提胃气，加川黄连清热，共成温中祛寒、补气健脾、清热燥湿之功。

霉色中黄苔舌

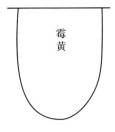

霉
黄

图 112　霉色中黄苔舌

原文：舌霉色中有黄苔，乃湿热之物郁滞中宫也，二陈汤加枳实、黄连；若苔干黄，更加酒大黄下之。

注释：此舌为湿热郁滞中宫脾胃之象。症见胸膈痞闷，恶心呕吐，口苦头眩，肢体困倦，脉滑或数。方用二陈汤（半夏15g，茯苓9g，生姜15g，橘红15g，甘草5g，乌梅1g）加枳实、黄连，燥湿化痰，理气和中，兼清热。如苔干黄，大便不通，加大黄下之。

方解：二陈汤方中半夏辛温性燥，燥湿化痰，降逆和胃止呕，为君药；橘红理气燥湿，顺气消痰，为臣药；茯苓健脾渗湿，生姜降逆化饮，并制半夏之毒，助橘红行气消痰，用少许乌梅收敛肺气，均为佐药；另加枳实宽胸下气，黄连清热泻火。诸药伍用，共奏燥湿化痰、理气和中兼清热之效。

病案24：蔡某，男，65岁。患者多年患咳嗽哮喘，某医院诊断为慢性支气管炎，经治疗病情时轻时重。昨日患感冒，病情加重，来我所要求中医治疗。观患者形体消瘦，自述咳嗽痰多色白，胸膈胀满，恶心呕吐，头眩心悸，喘逆短气，涕唾微稠黏，坐卧不安，饮食不思，舌苔微黄，脉滑或数。分析患者年迈，多年咳喘导致肺、脾、肾亏虚，脾不健运，湿邪凝聚，气机阻滞。痰湿犯肺，则咳嗽痰多；痰阻气滞，胃失和降，则胸膈胀满、恶心呕吐；阴浊凝聚，阻遏清阳，则为眩晕心悸；肾水不足，不能上温肺经，则喘逆短气。以上诸症，总属痰湿为患。治宜燥湿化痰，理气和中，滋养肺肾。

方拟二陈汤加减（半夏15g，橘红12g，茯苓9g，炙甘草6g，生姜9g，枳实9g，南星6g，山茱萸15g，山药18g，生龙骨15g，生牡蛎15g，厚朴12g，白蔻10g），7剂。

二诊：咳喘明显减轻，痰不多，胸膈胀满、恶心呕吐症状消失，能饮食。续原方加乌梅5g，党参15g，14剂。患者因年迈体弱，巩固疗效后以六君子汤调理。

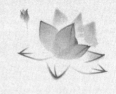

蓝色苔舌总论

蓝色苔者，乃肝木之色发见于外也。伤寒病久，已经汗下，胃气已伤，致心火无气，胃土无依，肺无所生，木无所畏，故乘膈上而见纯蓝色。是金木相并，火土气绝之候。是以必死。如微蓝，或稍见蓝纹，犹可用温胃健脾、调肝益肺药治之。如纯蓝色者，是肝木独盛无畏，曷无他证，必死。

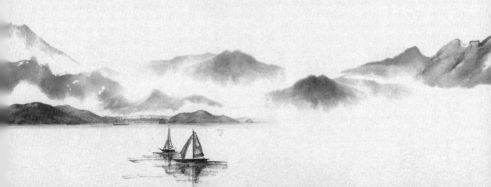

微蓝舌

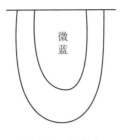

图 113　微蓝舌

　　原文：舌见纯蓝色，中土阳气衰微，百不一生之候，切勿用药。

　　注释：此舌为中焦脾胃阳气衰败微绝之象，不论脉证如何，百无一生。临证见之，切勿用药。属危候舌象，慎之。

蓝纹舌

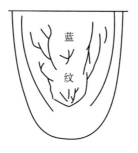

图 114　蓝纹舌

原文：舌见蓝纹，乃胃土气衰，木气相乘之候。小柴胡汤去黄芩，加炮姜。若因寒物结滞，急宜附子理中、大建中汤。

注释：舌见蓝纹，为中焦胃土气衰，被肝木之气相乘之象。症见往来寒热，胸胁苦满，心烦喜呕，咽干，目眩，口苦，脉弦。宜用小柴胡汤（柴胡 24g，黄芩 9g，人参 9g，半夏 9g，大枣 4 枚，生姜 9g，甘草 9g）去黄芩，加炮姜主之。如因寒冷食物结滞，症必腹痛，呕吐，自利不渴，腹满不食，或心胸中大寒痛，腹中寒，上冲皮气，上下痛不可触近，肢厥，脉细紧或沉细迟。急用附子理中丸（人参 9g，干姜 9g，白术 9g，甘草 9g，附子 10g）合大建中汤（蜀椒 6g，干姜 12g，人参 6g，饴糖 30g），共奏温中祛寒、补气健脾、降逆止痛之功。

病案 25：罗某，男，43 岁。患者平素爱吃生冷食物，昨日突然心胸中大寒疼痛，呕吐不能饮食，腹中寒冷，脐周上冲皮起出见有头足，上下痛而手不可触近，腹中辘辘有声。面色无华，肢厥，舌淡蓝纹、苔白，脉沉迟。观舌、脉、症，知是中阳衰弱，阴寒内盛，兼虫积。方拟大建中汤加味（蜀椒 9g，干姜 9g，人参 9g，饴糖 30g，附子 15g，乌梅 9g，黄连 5g，槟榔 9g，川楝子 15g），7 剂，煎服。

二诊：诸症减轻，能饮食，不呕吐，只是腹部隐痛，喜热喜按。拟方香砂六君子汤合小建中汤，调养半月痊愈。

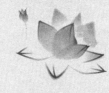

妊娠伤寒舌总论

妊娠伤寒，邪入经络，轻则母病，重则子伤。枝伤果必坠，理所必然。故凡治此，当先固其胎气，胎安则子母俱安。面以候母，舌以候子，色泽则安，色败则毙。面赤舌青者，子死母活；面舌俱青沫出者，母子俱死。亦有面舌俱白，母子皆死者，盖谓色不泽也。

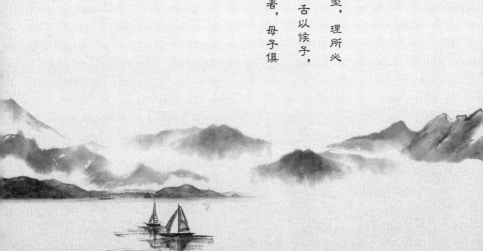

孕妇伤寒白苔舌

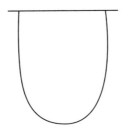

图 115 孕妇伤寒白苔舌

原文：孕妇初伤于寒，而见面赤、舌上白滑，即当微汗以解其表；如面舌俱白，因发热多饮冷水，阳极变阴所致，当用温中之药；若见厥冷烦躁，误与凉剂，则厥逆吐利而死。

注释：妊娠初伤于风寒，症见面赤，舌上苔白滑，急当解表，微汗之，方如香苏葱豉汤（香附 9g，苏叶 12g，陈皮 9g，炙甘草 6g，淡豆豉 9g，葱白 12g）；如见面舌俱白，是因发热多饮冷水导致阳热极变阴所致，症见腹痛呕吐，自利不渴，腹满不食，脉沉迟或沉微细，法当用温中之药，方宜理中丸类（人参 9g，干姜 6g，白术 9g，炙甘草 9g）；如症见厥冷烦躁，医者误认为是热证而用苦寒凉药来治，恐变坏证、恶证，见肢厥逆、吐利者，难治。

方解：香苏葱豉汤是以香苏散和葱豉汤合方。方中苏叶辛温芳香，疏散风寒，兼以理气和中；香附疏解肝胃之气滞；陈皮理气化滞；葱白辛温，疏畅肌表，以散风寒；淡豆豉辛、甘，以宣散解表；炙甘草调和诸药。诸药配伍，共奏解表散寒、理气和中之功。

孕妇伤寒黄苔舌

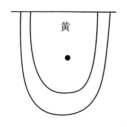

图 116　孕妇伤寒黄苔舌

原文：妊娠面赤舌黄，五六日里证见，当微利之。庶免热邪伤胎之患。若面舌俱黄，此失于发汗，湿热入里所致。当用清热利水药。

注释：妊娠面赤、舌苔黄，是表邪未解，五六日后邪入里，法当早发汗之，以免热邪入里伤胎之患。如症见面舌色俱黄，是失于发汗祛邪，湿热入里所致。应用清热利水药，方如猪苓汤（猪苓 9g，茯苓 9g，泽泻 9g，阿胶 9g，滑石 9g）加减，利水清热养阴。

方解：猪苓汤方以二苓、泽泻渗利小便，滑石清热通淋，阿胶滋阴润燥。五药合用，渗利与清热养阴并用。利水不伤阴，滋阴不敛邪，使水气去、邪热清、阴液复，诸证自解。

病案 26：董某，女，31 岁。患者小便淋痛，反复发作已一年余，服龙胆泻肝丸、呋喃妥因，时效时不效。昨日又发作，尿频急，色赤黄，艰涩难溺，灼痛难忍。询知素腰脊酸痛。刻下见体倦乏力，头晕耳鸣，五心烦热，胃纳可，腹软不痛，大便调，已妊娠三月。舌苔黄，脉沉而细数滑。舌、脉、症相参，辨证属肾阴虚损，湿热下注。治疗时如单纯清热利湿，则利去一分湿，伤其一分阴；若单纯滋阴，则又阻碍湿热之泄；且又要以保胎为主。施治之矛盾，致一年多来此病屡治屡犯，终不愈也。今当以滋阴与清利并施，如是则阴虚可复，湿热可去，胎儿可保。

拟方猪苓汤加味（猪苓 9g，茯苓 9g，泽泻 9g，阿胶 9g，滑石 9g，赤小豆 30g，芦根 30g，白芍 18g，甘草 10g），五剂。

二诊：述服药当晚，尿急、尿痛减轻。继原方再进 5 剂，痛苦全失。唯仍腰困烦热，眩晕耳鸣，此阴虚一时难复。继原方去滑石、白芍、赤小豆、甘草，加女贞子 20g，枸杞子 20g，生山药 15g，山茱萸 15g，桑寄生 15g，川断 18g，杜仲 15g，知母 10g，黄柏 12g，连服半月，并嘱其少劳多逸，注重保胎。

孕妇伤寒灰黑舌

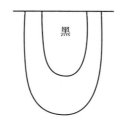

图 117　孕妇伤寒灰黑舌

原文：妊娠而舌俱黑，水火相刑，不必问其月数，子母俱死。面赤舌微黑者，还当保胎。如见灰黑，乃邪入子宫，其胎必不能固。若面赤者，根本未伤，当急下以救其母，

注释：妊娠见舌俱黑，是肾水与心火相刑伤之象。"相刑"是把五脏病变按五行学说的相刑规律转变的理论。如临证中见此征象，不必问其月数多少，子母俱死。如面赤、舌微黑，应当保胎。如见舌灰黑，乃邪入于子宫以伤其胎，此胎不能固。如面赤者，乃邪未伤及母体，急当下胎以救其母生命。气血亏虚者，方用救母丹（人参15g，当归18g，川芎10g，益母草30g，赤石脂15g，黑芥穗15g），益气养血，活血下胎（《傅青主女科》）。气滞血瘀者，方用脱花煎（当归18g，川芎10g，红花10g，肉桂6g，牛膝12g，车前子15g）加芒硝15g，行气活血，祛瘀下胎（《景岳全书》）。脾虚湿盛者，方用平胃散（苍术15g，厚朴9g，陈皮9g，炙甘草6g）加枳实12g，芒硝10g，健脾除湿，行气下胎（《太平惠民和剂局方》）。

孕妇伤寒纯赤舌

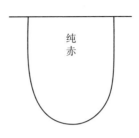

纯
赤

图 118　孕妇伤寒纯赤舌

原文： 妊娠伤寒温热，而见面舌俱赤，宜随证汗下，子母无虞。伤寒面色皎白而舌赤者，母气素虚，当用姜、桂等药。桂不坠胎，庞安常所言也。若面黑舌赤，亦非吉兆，若在临月，则子得生而母当殒。

注释： 妊娠感伤寒、温热病，而见面、舌俱赤，宜随症状解表发汗，方如香苏散类，保母子平安。如感伤寒，症见面色皎白，而舌赤者，是母素体虚寒，可用姜、桂等药。桂不坠胎，医家庞安常所言也。如见面黑、舌赤，亦非吉兆，如此征象出现在足月临产时，子得生而母当殒，慎之。

孕妇伤寒紫青舌

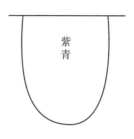

图 119　孕妇伤寒紫青舌

原文： 妊娠伤寒而见面赤舌紫，乃酒毒内传所致。如淡紫戴青，为阴证夹食，即用枳实理中四逆辈，恐难为力也；若面赤舌青，母虽无妨，子殒腹内，急宜平胃散加芒硝。

注释： 妊娠感伤寒而见面赤舌紫，是酒毒内伤所致。如见舌淡紫戴青，为阴证夹食滞，急用枳实理中汤（枳实 10g，干姜 9g，人参 9g，白术 9g，甘草 9g，砂仁 6g，桔梗 6g，厚朴 9g）合四逆汤（附子 12g，干姜 9g，甘草 6g）类主之，但恐难为力；如见面赤舌青，母虽无妨，但子殒于腹内，急宜平胃散（苍术 15g，厚朴 9g，陈皮 9g，甘草 6g，生姜 2 片，大枣 2 枚）加芒硝下之。

方解： 平胃散方中，苍术苦、温、性燥，最善除湿运脾，为君药；厚朴行气化湿，消胀除满，为臣药；陈皮理气化滞，为佐药；甘草甘缓和中，调和诸药，为使药；生姜、大枣调和脾胃，加芒硝咸寒软坚，泄热润燥。诸药相合，使湿浊得化，气机调畅，脾胃复健，胃气和降，软坚泄热，胎坠母安。

孕妇伤寒卷短舌

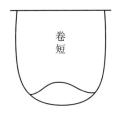

图 120　孕妇伤寒卷短舌

原文：妊娠面黑而舌干卷短，或黄黑刺裂，乃里证至急。不下则热邪伤胎，下之危在顷刻。如无直视循衣撮空，十中可救一二者。

注释：妊娠如见面黑而舌干卷短，或黄黑刺裂，是邪热里证甚急之象。如不下则邪热伤胎，如下之又危在顷刻。如无直视、循衣、撮空等症，下之可治，但十人中可救一二人也。方可选用承气汤类加玄参、麦冬、人参、山茱萸等药，益气滋阴，扶正下之。随症拟方诊治。